# PRATIQUE DU STRETCHING

Dagmar Sternad

# PRATIQUE DU STRETCHING

Traduit de l'allemand par
Jeanne Etoré

ÉDITIONS VIGOT
23, rue de l'École de Médecine, 75006 Paris
1990

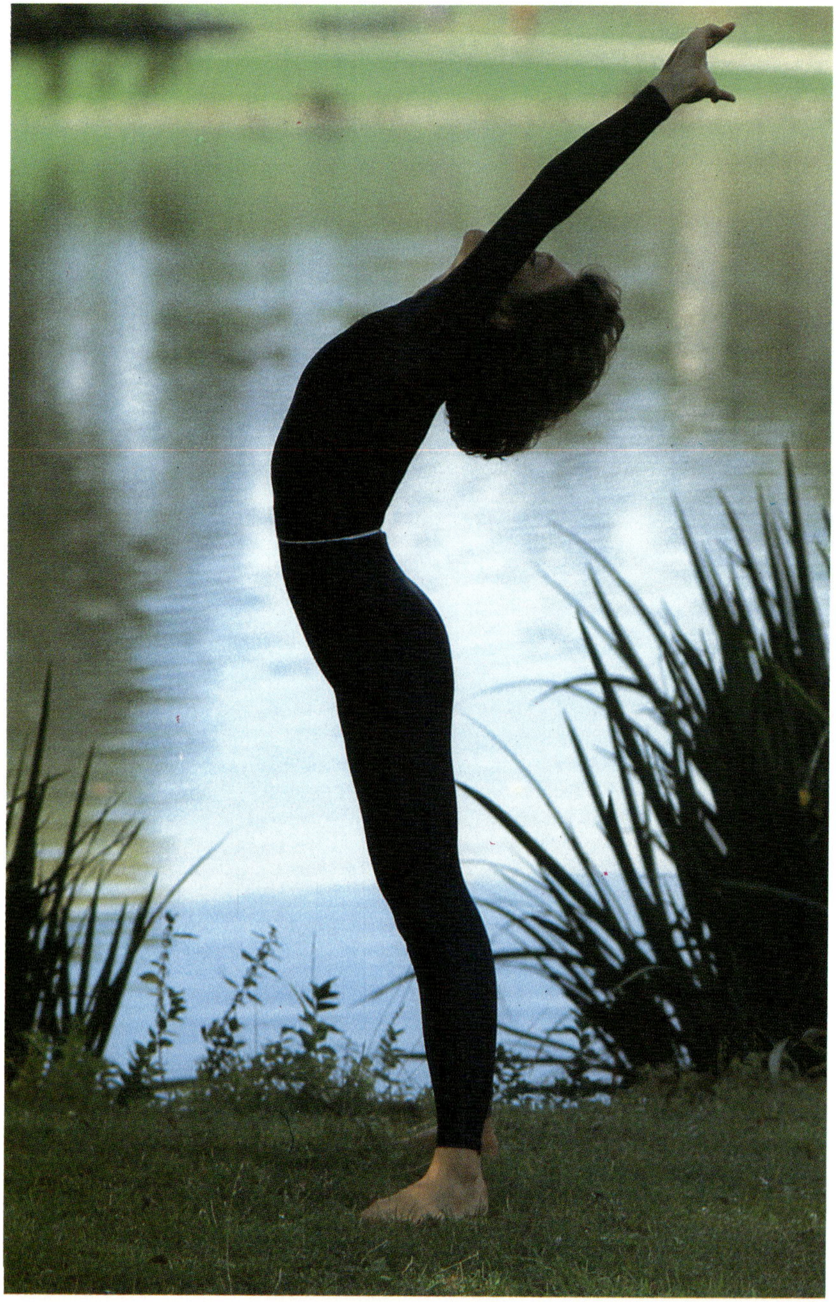

Photo de couverture : Image Bank.


d'après le titre original :
Richtig Stretching
de Dagmar Sternad


Dépôt légal : Février 1990
I.S.B.N. 2-7114-1073-3

# TABLE DES MATIÈRES

# INTRODUCTION

## QU'EST-CE QUE LE STRETCHING ?

Stretching vient du verbe anglais *to stretch* qui signifie, comme chacun sait, étirer. Mais pourquoi emploie-t-on précisément le terme anglais et non pas tout simplement le mot étirer ? Sommes-nous encore une fois victimes de l'américanisme dans le domaine de l'activité physique ? S'agit-il d'une méthode d'entraînement spécialement mise au point pour le sport de haut niveau ? Ou bien, cette technique a-t-elle dans le fond toujours existé ?

On comprend qu'un certain scepticisme et quelques préjugés nous poussent à penser que nous sommes, une fois de plus, en présence d'un « nouveau » sport américain, avec ce que cela comporte d'illusoire. Mais tout ce qui est « nouveau » ne l'est pas faussement et n'a pas forcément « toujours existé ».

Le stretching, qui s'est répandu en Europe dans le sillage de l'aérobic, s'est affirmé par-delà toutes les tentatives de commercialisation et a réussi à s'imposer. Il y a longtemps que l'on ne se moque plus des sportifs du dimanche qui font leurs exercices et longtemps aussi que le stretching fait indiscutablement partie de l'entretien de la condition physique des sportifs professionnels. Tout le monde a compris que l'équilibre ne s'acquiert pas uniquement à la sueur de son front, par un rude entraînement d'endurance, mais aussi par la décontraction intérieure.
La particularité du stretching, sans doute aussi sa fascination, réside dans le fait qu'il établit un lien entre les découvertes les plus récentes en matière d'entraînement et les formes de mouvements les plus anciennes et les plus élémentaires (fig. 1). Par cette association de l'ancien et du nouveau, il s'adapte particulièrement bien aux besoins de notre société.

Nous verrons dans les pages qui suivent comment il faut entendre ce que nous avançons. Mais avant de nous perdre en discours, commencez par faire vous-mêmes un petit exercice d'initiation !
Nous avons choisi en l'occurrence un exercice extrêmement facile (exercice de base n° 1, cf. p. 36) que n'importe qui est capable de faire, sans la moindre préparation, à la simple lecture de ces explications.

- S'asseoir le dos bien droit sur une chaise.
- Laisser « pendre » les épaules et les bras, lourds, le plus détendus possible.
- Respirer lentement et profondément.
- En expirant, le regard droit devant soi, tourner lentement la tête du côté droit.
- Dans cette position, continuer à respirer lentement.
- Renforcer légèrement l'extension en tirant l'épaule gauche sensiblement vers le bas. Mais la traction doit encore être ressentie comme agréable.
- Remettre lentement la tête droite et répéter l'exercice de l'autre côté.

Essayez de ressentir la contraction du cou, son action dans la musculature et la chaleur qui se répand. Si vous restez un certain temps dans cette position, vous percevrez peut-être même que la tension diminue. Notez que certains éléments – ici par exemple la traction, en sens inverse, de l'épaule – renforcent sensiblement l'extension, la modifient et surtout la rendent plus consciente. La respiration calme aide à la détente des muscles qui travaillent. Une impression de chaleur et de détente se dégage après l'extension.

Mais sans doute avez-vous encore besoin d'un peu d'entraînement. Quelques explications supplémentaires et un développement plus conséquent ne seront pas inutiles. C'est ce que vise précisément ce petit ouvrage.

## L'EXTENSION... ENCORE ET TOUJOURS !

Le stretching est donc avant tout une forme d'exercice physique qui assure l'étirement des muscles et la mobilité des articulations. Mais il n'est pas pour autant synonyme d'étirement, car on distingue dans l'entraînement de la condition physique, différentes méthodes d'étirement, le stretching, n'en constituant qu'une, particulière. Les exercices, tels qu'on les connaît dans la gymnastique traditionnelle, sont des exercices *dynamiques*, de ressort, qui provoquent trop souvent une crispation. Le stretching est au contraire une méthode *statique* exigeant que la position d'extension soit tenue pendant un certain temps.

On appelle stretching une position d'extension tenue.

D'après mes études les plus récentes en matière d'entraînement sportif, c'est la méthode la plus profitable à un développement harmonieux de la musculature ; pour cette raison, pour améliorer la technique sportive mais aussi éviter les accidents, elle est employée de plus en plus fréquemment dans la pratique du sport de haut niveau. Quant aux sportifs débutants, c'est la méthode la plus douce et par conséquent la plus adaptée à l'étirement de leur musculature.

Mais le stretching ne réside pas seulement dans l'étirement des muscles. Pratiqué calmement, c'est aussi une méthode idéale de *détente* physique et psychique, état de plus en plus important dans un univers quotidien qui

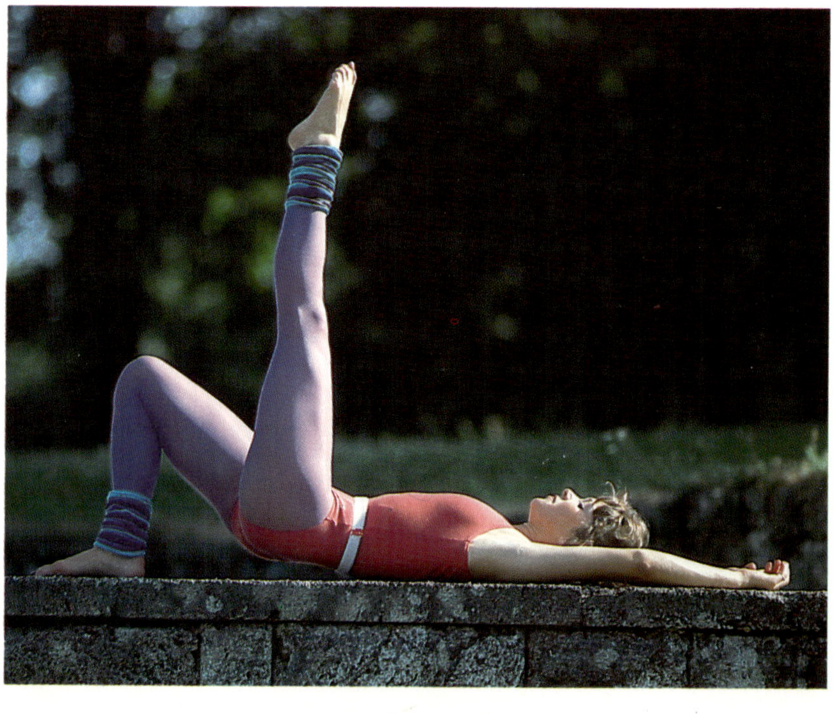

*Figure 1*

*Le stretching, fondé sur des exercices d'extension, établit le lien entre les nouvelles formes d'entraînement et les anciens exercices de gymnastique motrice dans lesquels la détente et l'intériorisation jouent également un rôle important.*

demande au contraire une extrême tension nerveuse, d'un bout à l'autre de la journée.
En même temps, par rapport aux pures techniques de détente recourant à la méditation, le stretching présente l'avantage de détourner, par l'extension musculaire, matériellement sensible, l'attention portée aux problèmes extérieurs, pour la concentrer sur le corps.

Le stretching a donc aussi une action tranquillisante et délassante qui exerce à son tour un effet positif sur la souplesse de la musculature.

## Le stretching est une méthode de détente.

Il existe un rapport étroit entre le mécanisme respiratoire et la détente (fig. 2). Essayez par exemple d'inspirer très profondément, puis de laisser échapper l'air très lentement. Vous serez étonné de l'effet de détente qu'exerce ne serait-ce qu'une seule respiration de ce type. L'essoufflement est un signe infaillible de nervosité et d'agitation et, pas plus que la détente, la respiration profonde et détendue ne va aujourd'hui de soi. Or, en même temps qu'à la détente, le stretching peut constituer un entraînement à la technique respiratoire. En outre, ses exercices permettent de défaire certaines crispations musculaires de la cage thoracique et, ainsi, de retrouver une respiration calme et revigorante.

## Le stretching améliore la technique respiratoire.

Il faut mentionner un dernier aspect tout à fait important et trop souvent négligé : *la perception et la conscience de son corps*. Une vie saine et naturelle suppose avant tout que l'on vive en harmonie avec son corps et que l'on sache en interpréter les « signaux ». Cela suppose pour commencer que l'on « sente » son corps, et beaucoup ne sont malheureusement plus en mesure de le faire aujourd'hui. A force de passer des heures, assis à un bureau ou dans une voiture, ou de n'effectuer que des mouvements stéréotypés, le corps finit par sombrer dans une sorte de surdité dont il ne s'éveille que sous l'effet de la douleur.

Le stretching apprend à sentir et à percevoir son corps, c'est une redécouverte. Les exercices spécifiques d'extension mettent en éveil la sensibilité des profondeurs et rétablissent le contact avec le corps. Ces exercices, en majorité inhabituels, permettent en outre d'élargir le spectre des comportements moteurs, ils développent donc l'expressivité et le « langage » du corps.

## Le stretching améliore la perception et l'expressivité du corps.

Les mouvements expressifs, en souplesse, exhalent en outre la bienfaisante harmonie qui s'instaure entre le corps et l'esprit : ils sont tout naturellement beaux.

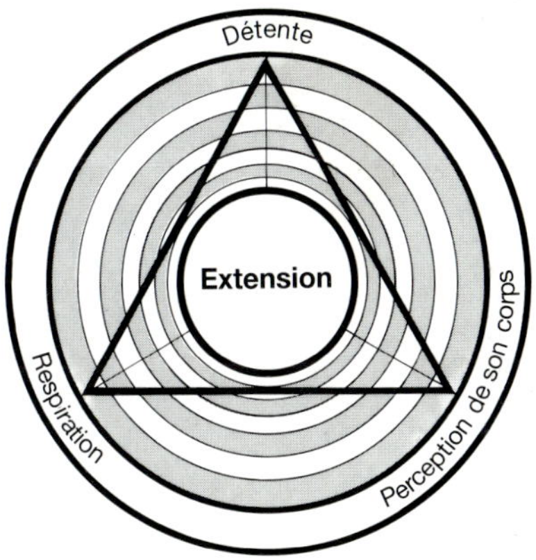


*Figure 2 – Le stretching, dans le champ d'interaction entre respiration, détente et perception de son corps.*

# 1/ANATOMIE ET PHYSIOLOGIE

Le stretching n'a pas pour unique but d'améliorer les performances des sportifs de haut niveau, il est aussi susceptible d'apporter bien-être et vitalité à des sujets qui ne sont pas de grands sportifs. Il a une action positive sur tous, indépendamment de l'âge, du niveau de performance et du niveau d'entraînement.

Il suffit de se pencher sur les aspects anatomiques et physiologiques de cette discipline pour se rendre compte que nous ne faisons pas ici de vains discours. L'analyse de ces mécanismes est du reste également nécessaire pour parvenir à une exécution consciente et au développement de la sensibilité nécessaire aux exercices de stretching.

Nous envisagerons, dans les paragraphes suivants, l'effet du stretching sur :

- les articulations et les ligaments,
- les muscles, les tendons et les tissus conjonctifs,
- le système nerveux,
- la respiration.

Nous commencerons par une brève introduction sur les différents moyens d'action du stretching.

## ARTICULATIONS ET LIGAMENTS

Les multiples mouvements de notre corps ne sont rendus possibles que grâce à ses innombrables articulations. Ce sont elles qui font de notre squelette un organisme fonctionnel. Nous prenons surtout conscience de l'importance et du rôle spécifique de chaque articulation lorsque nous nous blessons : un plâtre, qui n'immobilise à proprement parler qu'une seule articulation, limite pourtant considérablement notre rayon d'action. La qualité de fonctionnement d'une articulation dépendant directement de sa sollicitation, le mouvement et la mobilité sont des nécessités vitales. Si une articulation n'est qu'insuffisamment utilisée, ou si elle ne l'est pas du tout, elle perd progressivement de sa mobilité et finit par se bloquer. Le stretching est une forme de mouvement équilibré qui sollicite avec prudence toutes les articulations au-delà de l'amplitude motrice courante.

### STRUCTURE D'UNE ARTICULATION

L'articulation est la charnière entre deux os. Les têtes d'os sont recouvertes d'une couche de cartilage dur leur permettant de glisser l'une contre l'autre tout en protégeant le tissu osseux. Une capsule de tissu conjonctif compact remplit et enveloppe l'articulation. La face intérieure de la capsule, qui présente de nombreux replis et excroissances, produit un liquide (la synovie) qui s'écoule dans la fente de l'articulation ; cette substance de « graissage » réduit les frottements. La face extérieure de la capsule articulaire est entièrement recouverte de ligaments qui assurent à l'articulation la stabilité nécessaire (cf. fig. 3).

## ACTION DU STRETCHING

- Il permet de compenser une charge unilatérale ou insuffisante,
- prévient la dégénérescence fonctionnelle qui apparaît avec l'âge,
- développe de façon optimale la mobilité des articulations, aussi importante pour les sportifs de haut niveau que pour les adeptes du sport de loisir.

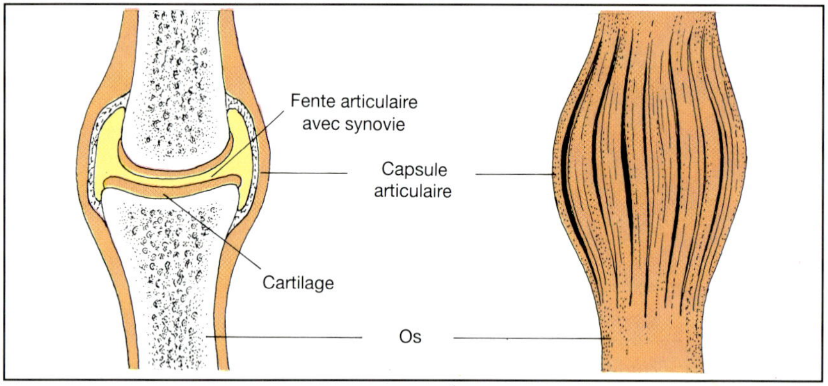


*Figure 3 – Schéma de la structure d'une articulation.*

Pour commencer, le stretching stimule, comme tout autre sport, la production de synovie, il « graisse » les articulations. Mais, par la lenteur de son déroulement, le stretching active surtout l'entretien de la couche de cartilage grâce aux mouvements de glissement des surfaces articulaires et aux modifications de pression sur les cartilages. En cas de manque de mouvement ou d'inactivité, le tissu cartilagineux régresse et la capacité d'amplitude motrice se trouve réduite d'autant. Le stretching peut empêcher cette régression de la couverture de cartilage et permet de conserver l'amplitude maximale du mouvement. De la même manière, une charge excessive imposée à l'articulation, comme c'est le cas par exemple dans la course, amincit et dégrade la couche de cartilage. Le stretching sera donc le complément idéal d'un entraînement à la course (cf. p. 76).

La paroi intérieure de la capsule articulaire tend à se calcifier avec le vieillissement et entraîne un risque de formation, à l'intérieur de l'articulation, d'excroissances qui réduisent douloureusement les possibilités de mouvement. Le stretching maintient l'élasticité de la capsule et des ligaments, il permet donc de prévenir ces inconvénients de l'âge.

## MUSCLES, TENDONS, TISSUS CONJONCTIFS

Tout l'intérêt du stretching est axé sur la musculature, puisque c'est là que son efficacité prend l'envergure maximale. Pour comprendre l'action et par conséquent la démarche du stretching, il faut d'abord revenir brièvement sur la microstructure du muscle.

### STRUCTURE ANATOMIQUE

L'observation au microscope d'un muscle du squelette permet de constater qu'il se compose de multiples unités parallèles rangées par ordre de taille décroissante. La plus petite unité est la fibre contractile, composée d'éléments d'albumine imbriqués les uns dans les autres. Cette imbrication explique, ainsi que le montre la figure 4, les propriétés d'extrême élasticité de la fibre musculaire. Chaque fibre est susceptible de *se raccourcir d'un tiers et de se rallonger jusqu'au double de sa longueur.*

A leurs deux extrémités, les fibres musculaires se réunissent au sein des tendons, nettement plus durs, qui se fixent sur les os et transposent ainsi sur le squelette les effets de la contraction. A l'état de repos les fibres des tendons présentent de légères ondulations qui ne permettent qu'une très faible élongation au moment de l'extension.

Le faisceau de fibres musculaires et tout le ventre du muscle sont entourés d'une enveloppe de tissu conjonctif assurant le glissement des unités structurelles les unes contre les autres. Elle est absolument nécessaire dans la

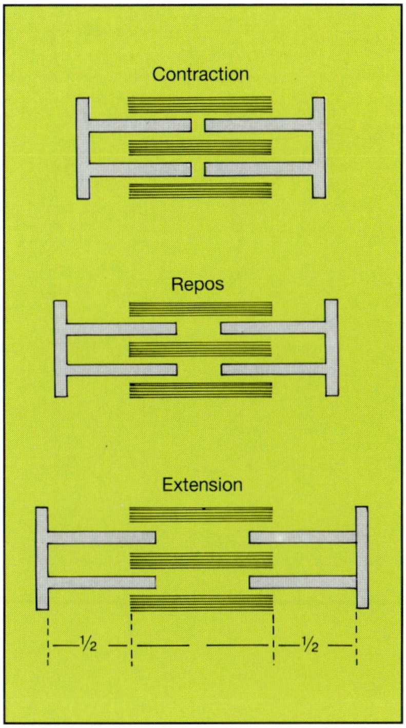


*Figure 4*

mesure où seuls les mouvements développant une force intense font entrer en jeu un raccourcissement de tout le muscle, les mouvements de contraction, ou d'extension, plus nuancés et graduels ne font intervenir que certaines parties du muscle.

### EFFETS POSITIFS DU STRETCHING

- Il maintient l'élasticité des muscles, des tendons et du tissu conjonctif,
- prévient les foulures et les déchirures,
- aide à prévenir et à combattre les mauvaises positions et les faiblesses qui en résultent.

Les fibres musculaires s'adaptent très vite à toutes les sollicitations. Si, du fait d'une inactivité totale ou d'un manque de mouvement, un muscle reste pendant assez longtemps au repos et détendu, les fibres se raccourcissent en conséquence. Lorsque ce raccourcissement devient chronique, comme dans les déformations dues à de mauvaises positions, les médecins parlent de contractures, et ces dernières constituent un trouble pathologique de la motricité. Là encore, le stretching est d'une aide appréciable car il étire les muscles et va donc à l'encontre de ces racourcissements. Le stretching entretient la souplesse des fibres musculaires, et un muscle extensible est aussi, en définitive moins fragile.

Par comparaison avec celles des fibres musculaires, les modifications de longueur des tendons, au cours de l'étirement, sont négligeables. Il faut de nombreuses années d'entraînement pour parvenir à un allongement des tendons. Néanmoins, le stretching entretient l'élasticité des fibres musculaires et prévient les accidents.

Toutes les couches de tissu conjonctif doivent suivre les modifications de longueur du muscle. La souplesse ne dépend donc pas uniquement de l'élasticité des muscles et des tendons, mais aussi du frottement entre les tissus conjonctifs. Chez un sujet qui ne remue pas assez, ce tissu conjonctif a tendance à devenir adhésif et oppose à tout mouvement inhabituel une résistance mécanique, résistance qui peut même devenir douloureuse.

Le stretching développe le glissement de ces couches de tissu conjonctif, les unes contre les autres, sans frottement. La résistance s'en trouve réduite et les mouvements ont une allure plus « coulante » ; ils requièrent moins d'énergie.

## LE SYSTÈME NERVEUX

Le stretching :

- élargit le spectre de la motricité,
- développe l'harmonie des mouvements,
- développe une sensibilité naturelle du corps,
- détend et régénère l'organisme.

Pareille énumération d'aspects positifs fait un effet quasiment utopique. Et pourtant, ces effets sont évidents si l'on considère le fonctionnement du système nerveux.

Notre système nerveux est un système de régulation hautement complexe qui régit non seulement tous nos mouvements mais aussi toutes les fonctions de notre organisme et de nos glandes. Son fonctionnement harmonieux et cohérent commande l'expression corporelle, la santé physique et même l'état psychique. Sur le plan fonctionnel, il faut établir la distinction entre :
- le système cérébro-spinal,
- le système neurovégétatif, autonome.

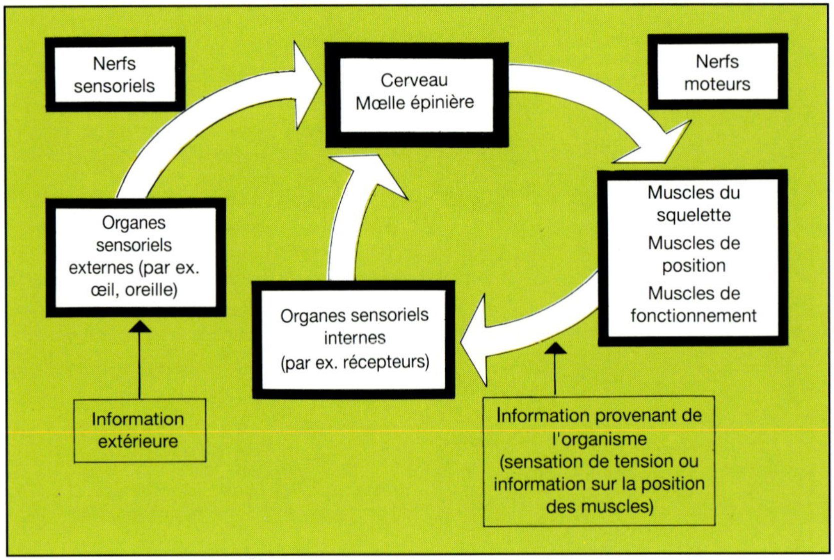


*Figure 5 – Transmission de l'information au sein du système neurosensoriel.*

## LE SYSTÈME CÉRÉBRO-SPINAL

Le système cérébro-spinal est en majeure partie commandé par la volonté, il anime les muscles du squelette et préside, par conséquent, à tous nos mouvements volontaires. Il se compose des organes sensoriels externes et internes, des fibres nerveuses et des centres du cerveau et de la moelle épinière (fig. 5).

Les organes sensoriels externes, comme par exemple les yeux, et les organes sensoriels internes (récepteurs), qui se situent dans la peau, les muscles, les articulations et les tendons, reçoivent des stimuli du monde extérieur et de l'organisme : ils les transmettent par l'intermédiaire des nerfs sensoriels aux centres du cerveau et de la moelle épinière. Ces informations y sont non seulement enregistrées mais transformées en mouvements volontairement planifié. Par l'intermédiaire des nerfs moteurs, ces dispositions sont ensuite transmises aux muscles du squelette, lesquels réagissent en se contractant.

L'itinéraire de l'information est loin d'être aussi direct que nous semblons le dire ici ; chaque contraction musculaire est bien plutôt le résultat d'un plan moteur établi à partir de multiples informations en provenance des organes sensoriels. Si l'on songe que le mouvement le plus normal de la vie courante est le produit de la corrélation d'un grand nombre de contractions de ce type, on mesure la performance du système central.

Tout nouveau mouvement que le sujet apprend suppose une adaptation, un « rodage » au sein du système nerveux. Plus le mouvement est exécuté fréquemment, moins le sujet a besoin d'y accorder d'attention : le mouvement finit par devenir automatique. En outre, un mouvement bien rodé demande un moindre investissement d'énergie, car tous les mouvements annexes superflus sont éliminés.

## EFFETS POSITIFS DU STRETCHING

Tout individu adulte a acquis avec le temps une série de schémas moteurs automatiques qu'il utilise dans sa vie quotidienne et dans son travail. On ne s'aperçoit du caractère stéréotypé et de la rigidité de ces routines qu'à partir du moment où l'on se voit confronté à de nouvelles tâches. Les exercices de stretching correspondent en général à des mouvements inhabituels et élargissent donc le spectre de la motricité. Une pratique plus étendue et plus variée de la motricité permet de maîtriser plus rapidement et plus aisément les situations de la vie de tous les jours. Elle permet de les « gérer » de façon plus économique. En outre, au fur et à mesure que se développe la maîtrise du corps, il devient aussi de plus en plus facile d'apprendre des mouvements nouveaux.

Une plus grande expérience motrice améliore enfin l'expression corporelle et contribue largement à assouplir la relation avec l'environnement.

**La perception du corps**

L'un des principaux effets du stretching est l'amélioration de la conscience que le sujet a de son corps. Celle-ci dépend des organes sensoriels internes, les propriocepteurs (fig. 5). Ces instruments de mesure très précis enregistrent constamment la position des différentes parties du corps les unes par rapport aux autres et par rapport à l'environnement extérieur, ils déterminent pour une large part nos attitudes, nos mouvements et la conscience que nous avons de notre corps. Cette perception du corps (on peut aussi parler en l'occurrence de sensibilité des profondeurs) est extraordinairement importante ; elle tombe malheureusement bien souvent « en sommeil » à cause de la pauvreté du répertoire moteur. Les exercices que nous proposons dans ce livre sont faits pour stimuler les propriocepteurs, et la concentration sur les sensations corporelles, qu'implique le stretching, doit nous faire reprendre conscience de leurs fonctions. Le stretching est donc un moyen de rétablir le contact avec son propre corps.

La perception et la conscience de son corps sont les conditions de l'harmonie entre corps et esprit.

LE SYSTÈME NEUROVÉGÉTATIF

Parallèlement au système neurosensoriel, nous possédons tous un système neurovégétatif qui n'est pas régi par la volonté, mais dont le réseau parcourt tout l'organisme à peu près de la même manière que celui du système sensoriel. Ce système commande les fonctions organiques, les sécrétions glandulaires et la respiration. Par l'intermédiaire des hormones, il agit également sur notre état psychique. On divise ce système central en systèmes sympathique et parasympathique dont les fonctions sont complémentaires. Le système sympathique commande, en particulier par la sécrétion d'adrénaline, tous les processus de l'organisme conduisant à la performance physique :

- fréquence des battements cardiaque et accélération de la respiration,
- contraction des vaisseaux sanguins et augmentation de la tension artérielle,
- irrigation des voies digestives réduite au profit de celle de la musculature active.

Lorsque le système parasympathique prend le dessus, les capacités de performance physique s'atténuent et les processus qui l'emportent sont ceux qui servent à la régénération organique :

- la fréquence des battements cardiaques et la respiration se ralentissent,
- l'irrigation des voies digestives augmente et le métabolisme est activé,
- le mécanisme d'accumulation d'énergie dans le foie et les muscles est favorisé.

Chez un sujet en bonne santé, les deux systèmes régulateurs sont en équilibre. Toutefois, le stress permanent et le besoin de performance demandent une activité disproportionnée du système sympathique. Cet état est qualifié de *dystonie végétative* et peut entraîner tout une variété de symptômes pathologiques, depuis les « simples » maux d'estomac ou les petits dérèglements psychiques jusqu'aux troubles cardiaques les plus graves.

### ACTION DU STRETCHING

Un entraînement de détente comme le stretching combat l'hyperactivité chronique du système sympathique en essayant de stimuler au maximum le système parasympathique. Certes, le domaine des rapports entre système nerveux moteur et système nerveux végétatif reste encore mal exploré, mais on observe indéniablement une interaction. Il est par exemple prouvé que les stimuli des organes récepteurs de la peau sont susceptibles d'agir sur l'irrigation de l'estomac et des organes intestinaux, autrement dit sur des organes relevant exclusivement de l'activité parasympathique. Cela revient à dire que les gestes provoquant une extension et un mouvement de l'épiderme, comme tous les gestes de stretching, stimulent ces fonctions autonomes.

Le calme du rythme cardiaque et la respiration ostensiblement lente du stretching favorisent aussi l'activité parasympathique et développent l'activité plus généralement régénératrice de l'organisme. Les accumulateurs d'énergie sont au repos et les fonctions organiques vont « à petite vitesse ». L'un des éléments importants du stretching réside, en outre, dans le fait que simultanément temps le degré de contraction musculaire baisse, les muscles devenant mous et extensibles.

## LA RESPIRATION

Au premier abord, il pourra sembler que, dans le cadre d'une gymnastique fondée sur l'extension, la respiration ne revête qu'une importance secondaire, car on n'observe pas, dans le stretching, les effets sur la capacité pulmonaire et l'absorption maximale d'oxygène qui existent dans d'autres catégories sportives, entraînant une importante dépense d'air et d'énergie. On constate néanmoins que le stretching exerce une action non négligeable en faveur d'une respiration profonde et revigorante.

### MÉCANISME RESPIRATOIRE

Les organes qui participent à la respiration sont le nez ou la bouche, le larynx, la trachée et les bronches et enfin les poumons. Ces derniers tapissent l'intérieur

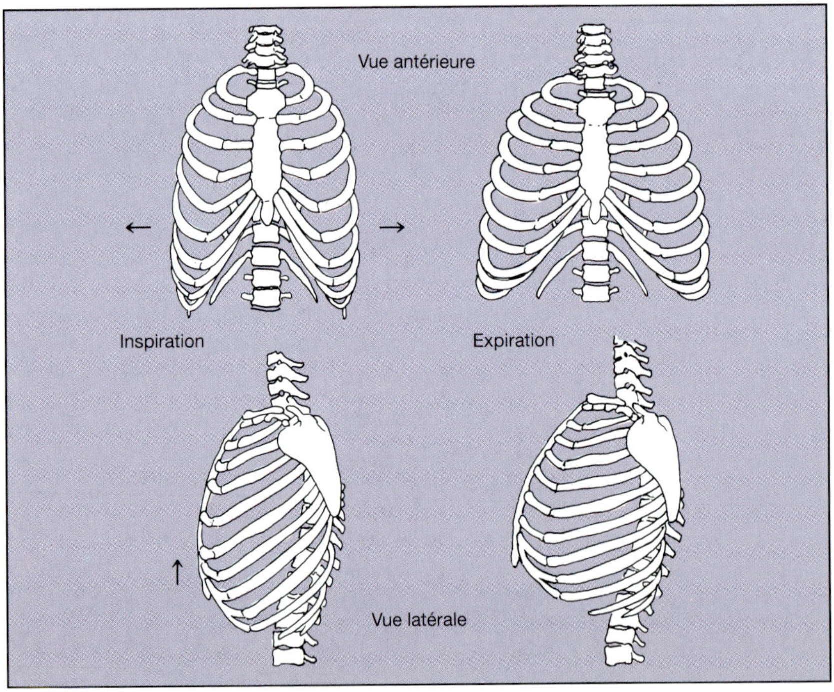


*Figure 6 – Mouvements de la cage thoracique pendant l'inspiration et l'expiration.*

de la cage thoracique et sont séparés de la cavité abdominale par le diaphragme. L'inspiration et l'expiration sont des processus de contraction rythmique, active, des muscles respiratoires ; ce processus est normalement commandé par les centres du système neurovégétatif. Les principaux muscles respiratoires sont le diaphragme, puissant muscle courbe, les muscles intercostaux, qui relient les côtes en oblique, et enfin les muscles abdominaux. Dans les moments d'effort physique intense, toute une série d'autres muscles, surtout situés dans la région de la ceinture scapulaire, interviennent aussi et assurent une fonction secondaire.

De nombreuses articulations entre le sternum, les côtes, la colonne vertébrale et les omoplates permettent l'élargissement ou le rétrécissement de la cage thoracique au moment de l'inspiration et de l'expiration (fig. 6). En fonction de la musculature mise en jeu, on distingue trois types de respiration :

- *respiration ventrale*, par le diaphragme,
- *respiration costale*, par la cage thoracique,
- *respiration par le sternum*, au sommet des poumons.

Alors que la respiration par le diaphragme entraîne surtout une aération de la base des poumons, le soulèvement de la cage thoracique porte essentiellement sur la partie médiane de ceux-ci, et le mouvement du sternum, lui, en oxygène la pointe supérieure. Les trois formes de respiration sont également importantes, et dans le cadre de la respiration normale, elles alternent en quelque sorte par vagues.

On peut dire néanmoins que la respiration ventrale (fig. 7) assume un rôle capital car le changement rythmique de pression des muscles abdominaux et du diaphragme constitue un massage naturel et permanent des viscères et est un puissant moteur de la circulation sanguine.

Or, c'est précisément ce type de respiration qui a tendance à disparaître dans la vie de l'homme civilisé. La plupart des gens travaillant assis, le ventre reste comprimé pendant des heures, il devient inerte et s'insensibilise. En outre, la mode s'acharne à couper littéralement le souffle aux hommes comme aux femmes. Rien d'étonnant à ce que l'organisme réagisse à tout cela par de multiples troubles de fonctionnement.

- L'insuffisante irrigation sanguine du foie, de la rate et de la vésicule biliaire ou, au contraire, la stagnation d'une trop grande quantité de sang dans ces régions en altèrent l'activité.
- Le processus digestif se bloque au niveau de l'estomac ou de l'intestin.
- Dans la respiration superficielle, les parties des poumons qui ne sont pas utilisées perdent de leur élasticité et elles ne sont plus en état de fonctionner lorsque se fait sentir un plus fort besoin d'oxygénation.

On connaît moins bien l'action de la respiration abdominale sur le plexus solaire, nodalité du système neurovégétatif qui se situe dans la région de l'estomac et qui a une action très forte sur notre psychisme.

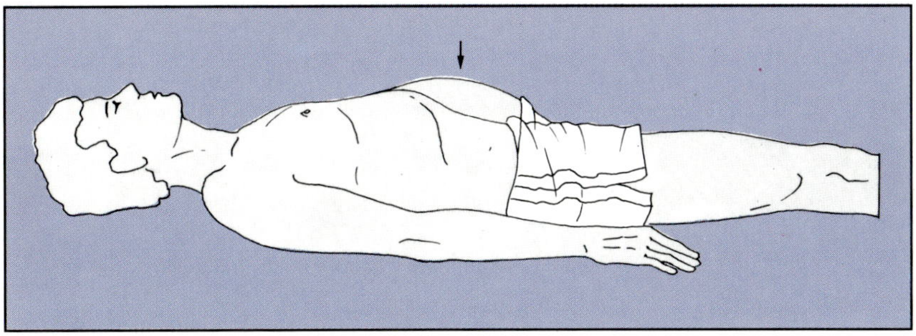

*Figure 7 – Elévation et abaissement visibles de la paroi abdominale dans la respiration ventrale et la respiration par le diaphragme.*

Une respiration profonde, complète, est indispensable au bon fonctionnement de l'organisme comme à l'équilibre psychique.

## EFFETS POSITIFS DU STRETCHING SUR LA RESPIRATION

- Le stretching entretient la souplesse de la musculature thoracique et l'élasticité des poumons.
- Le stretching est une possibilité d'apprentissage conscient de la technique respiratoire.

L'un des plus gros inconvénients pour le déroulement sans entraves du mouvement respiratoire est la déformation musculaire. Une simple mauvaise position du corps, par exemple le fait de laisser pendre les épaules, déforme et finit par raccourcir, au bout d'un certain temps, les muscles correspondants ; les articulations se raidissent. Le bon fonctionnement de toutes les articulations de la cage thoracique est une condition ***sine qua non*** d'une bonne respiration thoracique (fig. 7). Avec ses nombreux exercices d'extension de la ceinture scapulaire et de la musculature du tronc, le stretching permet de lutter contre de telles « négligences ». Beaucoup d'exercices de stretching élargissent ou, au contraire, compriment les poumons, parfois même au-delà de ce qui serait volontairement accessible. Ils se trouvent ainsi aérés et conservent leur élasticité jusqu'aux derniers recoins !

Inversement, un bon mécanisme respiratoire exerce une action positive sur l'extension. Comme nous l'avons mentionné précédemment, la profondeur et la fréquence respiratoires sont liées au système neurovégétatif. Une respiration profonde, dans laquelle le mouvement d'expiration s'effectue lentement, opère une sensible détente physique.

L'amélioration du mécanisme respiratoire est d'une importance si déterminante pour le bien être général qu'elle devrait toujours être poursuivie comme un objectif en soi. Et le stretching en est une occasion idéale !

# 2/CE QU'IL FAUT SAVOIR POUR S'ENTRAÎNER

Les quelques éléments d'anatomie et de physiologie que nous avons indiqués ont pu donner une idée des multiples formes d'action du stretching. Nous aborderons maintenant les questions spécifiques du « comment » et du « pourquoi ».

## MÉTHODES

La théorie de l'entraînement distingue plusieurs méthodes.

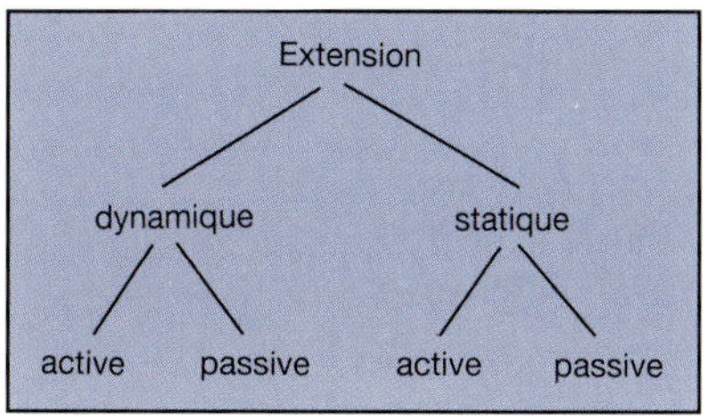


*Figure 8*

La méthode *dynamique* consiste à approcher de la limite d'extension par tâtonnement, en créant un effet de ressort. La méthode *statique* consiste, au contraire, à maintenir la position en extension. Les deux méthodes peuvent se pratiquer de façon active ou passive : alors que dans la méthode *active*, l'extension d'un muscle est obtenue par la contraction du muscle opposé, l'extension *passive* se fait sans aucun effort musculaire avec l'aide d'un appareil ou d'un partenaire (fig. 8).

Le « stretching » est la pratique de l'extension, passive ou active.

Parvenus à ce stade, il convient d'écarter deux malentendus assez courants :

1. L'idée que le stretching, en tant que méthode d'extension, ne serait pas quelque chose d'absolument nouveau. L'élément radicalement nouveau est l'association de l'extension avec une respiration contrôlée et une détente du corps qui en fait une discipline tout à fait spécifique et complète. Ce caractère global implique un certain nombre de recoupements avec les techniques du yoga et de l'entraînement autogène.
2. L'entraînement à l'extension traditionnelle, dynamique, par ressort, pratiqué prudemment, n'a pas du tout été supprimé. Il demeure, comme solution de rechange, présentant des effets et des avantages différents de ceux du stretching.

## RÉFLEXES D'EXTENSION ET INHIBITION AUTOGÈNE

Tout le monde a ressenti, sans doute, cette résistance, à l'intérieur de la musculature, qui se manifeste par exemple au cours d'une flexion du tronc en avant, devient de plus en plus forte au fur et à mesure de l'extension, et finit par se rendre douloureuse. Pour comprendre ce qui se produit à ce moment-là à l'intérieur du muscle, voyons encore une fois au microscope ce qui se passe dans les plus petites unités du muscle.

Au début d'un mouvement d'extension, à l'intérieur de la fibre musculaire, les éléments contractiles cèdent puisqu'ils sont aisément malléables. L'inhibition ne se forme que lorsque la traction continue ; elle est déclenchée par une réaction réflexe sur un signal émanant du fuseau musculaire. Les fuseaux musculaires sont de petits organes enregistreurs, disposés parallèlement aux fibres musculaires qui suivent tous les changements de longueur du muscle. A un certain stimulus de tension, le fuseau musculaire réagit par une impulsion. C'est un signal visant à mettre en garde le muscle contre l'élongation ou la déchirure.

Les fuseaux tendineux, appelés également corps de Golgi et situés à la jonction entre les fibres musculaires et les fibres tendineuses, ont exactement la même fonction ; ils mesurent la tension du tendon. Etant donné que – aussi bien dans la contraction que dans l'extension – une traction est exercée sur le tendon, les fuseaux tendineux réagissent dans les deux cas en produisant une impulsion. Mais leur seuil de stimulus est plus élevé que celui des fuseaux musculaires.

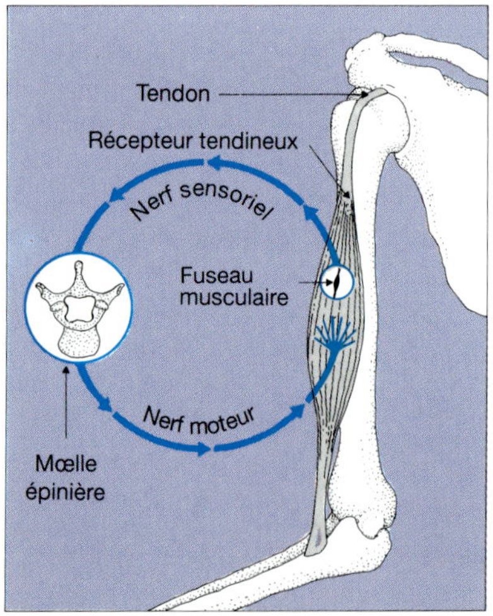


*Figure 9*
*Arc réflexe du réflexe d'extension.*

Lorsqu'un muscle est étiré, il envoie un stimulus au fuseau musculaire et déclenche *le réflexe d'extension*. Le processus est celui d'un arc réflexe simple : l'information est transmise à la moelle épinière et immédiatement – c'est-à-dire directement, sans intervention du cerveau – transformée en impulsion de contraction au sein du muscle en question (fig. 9).

Si toutefois, l'extension dépasse cette première résistance, par exemple sous l'effet d'une action extérieure, le fuseau tendineux entre en jeu par un mécanisme d'arc réflexe semblable. Mais, contrairement au fuseau musculaire, le fuseau tendineux produit une inhibition de la contraction réflexe et le muscle se détend (*inhibition autogène*). Ce phénomène vise à laisser au muscle une certaine réserve d'extension avant la déchirure. Le seuil de stimulus à partir duquel ces récepteurs entrent en action dépend largement de l'amplitude du mouvement. Dans les cas de mouvements rares ou, au contraire, « bloqués », les valeurs de ces seuils s'abaissent et les muscles réagissent avec une extrême sensibilité à la moindre extension. Le sujet a donc tendance à réduire encore son mouvement ; il finit par devenir raide et s'immobilise. A partir de ce stade-là, la moindre extension suffit bien souvent à déclencher le signal d'alarme du réflexe d'extension et une contraction trop forte déchire le muscle à la base du tendon. Une corrélation insuffisante des mécanismes réflexes ou, tout simplement, un manque d'élasticité peuvent aussi, très vite, provoquer une déchirure.

La pratique disciplinée de l'extension vise à élever le seuil des stimuli réflexes et à en développer le fonctionnement cohérent de manière à améliorer la souplesse du muscle.

## PRATIQUE DU STRETCHING

Si l'on considère le stretching sous l'angle neurophysiologique, se fondant sur les processus réflexes que nous venons d'observer, on parvient à définir la pratique suivante.

### LA POSITION D'EXTENSION SE PREND LENTEMENT

Les récepteurs des fuseaux musculaires sont susceptibles de s'adapter jusqu'à un certain degré. Mais le mécanisme d'adaptation, qui s'effectue suivant des processus neurophysiologiques complexes, demande un certain temps. Une extension rapide et brutale provoque plus tôt le réflexe inhibiteur. Il faut donc que le mouvement d'extension débute et se termine en douceur.

## LA POSITION D'EXTENSION DOIT ÊTRE TENUE

Lorsque la position d'extension est tenue, les impulsions des fuseaux musculaires disparaissent au bout de 6 à 8 secondes. Le phénomène se ressent comme une réduction de la tension. Les muscles deviennent plus mous, l'extension peut alors être un peu renforcée et tenue encore de 10 à 20 secondes. Anderson, l'un des pionniers du stretching, qualifie la première phase (facile) de « easy stretch », la seconde (plus avancée) de « development stretch ».

En ce qui concerne les temps, les avis sont très divers et parfois contradictoires. Mais plutôt que de compter les secondes, il vaut mieux apprendre à ressentir la tension et la décontraction à l'intérieur du muscle.

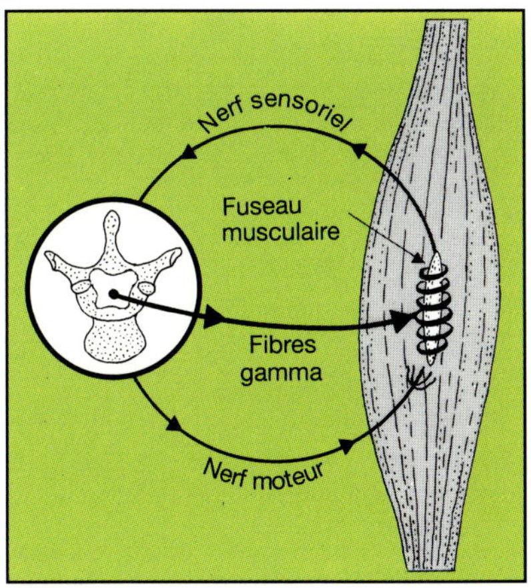


*Figure 10 – L'activité des fibres gamma influe sur le seuil de stimulus du fuseau musculaire.*

**La mesure de délais ne peut pas remplacer la sensation consciente des mécanismes de tension à l'intérieur du muscle. Le chronomètre n'a rien à faire dans une séance de stretching !**

Il est essentiel de doser l'extension en fonction de cette sensation individuelle, de manière à sentir une tension sans que pour autant elle devienne désagréable, qu'elle ne provoque de tremblement ni de douleur. C'est uniquement de cette façon que l'on parvient à une pratique détendue !

## LE STRETCHING EST L'EXTENSION DANS LA DÉTENTE !

Il y a une autre différence capitale entre le fuseau musculaire et le fuseau tendineux : alors que les récepteurs des tendons ne mesurent que les modifications de tension, les fuseaux musculaires sont déservis par des nerfs particuliers (fig. 10). Ces nerfs, appelés neurones gamma, s'enroulent autour de petites fibres musculaires qui se trouvent aussi à l'intérieur du fuseau et peuvent se contracter. Lorsque les fibres gamma sont très actives, elles se raccourcissent et réagissent de façon nettement plus sensible aux modifications de longueur du muscle hôte. Le réflexe inhibiteur intervient donc plus tôt. L'activité des fibres et des neurones gamma est commandée par le système nerveux central et dépend de l'état de tension physique et psychique général. Il faut donc toujours veiller à préserver une atmosphère détendue. Pour les mêmes raisons, à la suite d'un dur effort physique, l'élasticité du muscle se trouve considérablement réduite : de nombreuses contractions ont augmenté la tension musculaire.

# LA MÉTHODE PNF

Si nous voulons être exhaustifs, nous nous devons aussi de mentionner la méthode PNF (*prosprioceptive neuromuscular facilitation*), bien qu'elle soit trop compliquée pour le stretching, tel qu'il est conçu ici, comme discipline générale d'éducation physique. Mais étant donné que c'est la méthode qui exploite le plus systématiquement les processus réflexes, c'est aussi celle qui permet les progrès les plus rapides. Elle est utilisée aussi bien dans l'entraînement des sportifs de haut niveau que dans les techniques de rééducation. Le stretching par la méthode PNF se divise en cinq étapes :

1. Le groupe de muscle est d'abord étiré jusqu'à la limite maximale.
2. L'extension est maintenue 6 à 10 secondes, si possible de façon isométrique. On a généralement besoin à cet effet de l'aide d'un partenaire d'entraînement ou d'un appareil opposant une résistance.
3. Dans la même position, le muscle est détendu pendant 2 à 4 secondes.
4. Après cette brève interruption, l'extension est encore poussée un peu plus loin.
5. La position ultime doit être tenue environ 10 secondes.

Il faut répéter cet enchaînement trois fois de suite, dans le même ordre.

Du fait de la tension isométrique du muscle étiré, le tendon est soumis à un puissant stimulus et les fuseaux tendineux déclenchent le mécanisme d'inhibition autogène du muscle. Le muscle, ramolli, peut alors à nouveau puiser dans sa réserve de possibilités d'extension.

Plus on dépasse le seuil de stimulus, plus les possibilités d'adaptation du muscle s'améliorent et plus ses possibilités d'extension augmentent.

La méthode PNF présente un autre avantage : dans la phase d'adaptation isométrique, l'irrigation sanguine et l'échauffement sont actifs. La contraction isométrique produit, en outre, un surcroît d'énergie. A cause de ces effets, on applique la méthode PNF lorsqu'une articulation est, ou a été longuement, immobilisée par un plâtre.

Tous les exercices d'extension que nous présentons dans cet ouvrage peuvent naturellement être effectués suivant cette méthode. Mais on ne peut se lancer dans la pratique du stretching suivant la méthode PNF que lorsqu'on a déjà atteint un degré de mobilité et une conscience de son corps avancée.

## STRETCHING ET ÉCHAUFFEMENT

Le stretching est un moyen d'échauffement. Il faut s'échauffer pour faire du stretching. Le stretching peut avoir un effet de « refroidissement ». Ce ne sont pas là trois affirmations contradictoires, mais trois possibilités d'utilisation du stretching.

**Stimulus d'extension**
↓
Contraction
↓
Utilisation des réserves d'énergie intramusculaire
↓
Augmentation de l'irrigation et nouvel apport d'énergie
↓
**Echauffement**

*Figure 11*

### LE STRETCHING COMME ÉCHAUFFEMENT

Comme nous avons tenté de le montrer dans les pages qui précèdent, le stretching n'est pas une méthode passive. Toute modification de longueur provoque, à l'intérieur du muscle étendu comme à l'intérieur du muscle opposé, de nombreuses contractions, en partie volontaires, en partie réflexes. Qui dit contraction dit travail, et le muscle s'échauffe suivant l'enchaînement schématiser dans la figure 11.

En ce sens, tous les danseurs font du stretching avant chaque cours de danse. Même dans le sport de haut niveau, le stretching est utilisé, souvent en corrélation avec l'entraînement mental, comme technique particulière de préparation. Pour le « profane », il convient de noter toutefois quelques restrictions.

– Tant que les muscles sont froids, le stretching ne peut se pratiquer que très progressivement et très lentement. Pour trouver le bon degré d'extension, il faut déjà avoir une grande expérience de l'activité physique, comme l'ont par exemple les danseurs ou les sportifs de haut niveau. Un sujet moins expérimenté a besoin d'apprendre d'abord cette conscience de son corps.

- Si l'on veut trouver l'oubli de soi-même dans son propre corps et se délecter de l'agréable sensation de détente, il faut d'abord s'échauffer. Les déchirures ne sont que trop fréquentes chez les sujets inexpérimentés.

- Il faut que soit aussi établi clairement que le stretching, sous cette forme d'approche, n'est qu'une *préparation* des muscles et des articulations à la performance optimale. Pour que le stretching améliore véritablement la pratique de la motricité, il faut que l'extension aille au-delà du seuil de stimulus normal ; or cela n'est possible, sans danger, qu'après échauffement.

## LE STRETCHING COMME DISCIPLINE AUTONOME

Si le stretching est considéré comme le principal contenu de l'entraînement, visant à développer la mobilité, la détente, les mécanismes respiratoires et la conscience de son corps, il doit être précédé d'un bref échauffement. L'importance de cet échauffement apparaît indiscutablement à la lumière de quelques résultats des recherches les plus récentes sur les techniques d'entraînement.

- Le liquide qui s'épanche dans les articulations se fige lorsque la température baisse et empêche le jeu sans frottement des surfaces articulaires glissant les unes contre les autres.

- De la même manière, la souplesse des fibres du muscle, du tendon, des ligaments et du tissu conjonctif dépend directement de la température.

- Au terme d'un long temps de repos, la production de liquide synovial se tarit. Ainsi, les mouvements naturels d'étirement au réveil servent-ils à « graisser » les articulations engourdies.

- Le seuil de stimulus des fuseaux musculaires doit être adapter. En effet, moins il est activé plus le réflexe d'inhibition des fuseaux tendineux entre en jeu rapidement.

- Même la corrélation des processus neuro-musculaires entre les différents muscles doit se rôder pour que les mécanismes puissent se dérouler économiquement.

- L'adaptation psychologique n'est pas moins importante : il faut un certain temps pour que l'individu établisse un rapport harmonieux avec son propre corps et que le stretching puisse se pratiquer dans le calme et la méditation.

Le stretching dans la détente suppose l'harmonie physique et psychologique.

## LE STRETCHING POUR LE RETOUR À L'ÉTAT DE REPOS

Tout entraînement sportif – que ce soit dans le domaine du sport de haut niveau ou du sport d'entretien de la forme physique – doit normalement se terminer par une phase de repos au cours de laquelle on se décharge de la tension accumulée sous l'effet de l'effort physique pour faire la transition avec le retour à la vie quotidienne. C'est le retour au calme. Etant donné que le stretching réduit la tension musculaire et accélère l'élimination des déchets du métabolisme (par exemple l'acide lactique), il est tout à fait approprié à cette phase de l'activité sportive. Dans le domaine du sport professionnel, où il importe beaucoup de faire disparaître le plus rapidement possible la fatigue musculaire, le stretching est utilisé en association avec des pratiques de régénération passives, comme les massages ou le sauna. L'un des avantages décisifs du stretching, par rapport aux méthodes plus générales, est que celui-ci agit spécifiquement sur les groupes de muscles qui ont subi la plus lourde charge physique.

Mais même pour le sport d'entretien de la forme physique, ce processus de détente est important car l'effort et la tension ne sont pas les seuls à requérirent un apprentissage, le retour au calme le demande aussi. L'un des effets secondaires tout à fait positifs du stretching réside dans le fait qu'en stimulant l'irrigation sanguine, il permet de prévenir, voire d'atténuer, les courbatures. Mais, comme lors d'un stretching d'échauffement, il faut préciser ici que les mouvements ne doivent être exécutés qu'avec une force réduite car un muscle fatigué est surchargé d'acide et se courbature facilement.

Le stretching apporte une détente physique et psychologique après un entraînement intensif.

## S'ENTRAÎNER QUAND, OÙ, COMMENT ?

### QUAND DOIT-ON FAIRE DU STRETCHING ?

Chaque fois qu'on en a envie. Le stretching peut apporter la détente à la fin d'une journée où l'on s'est énervé à faire des courses, ou il étire tous les membres, lorsqu'après être resté assis pendant des heures, on se sent « comme du plomb ». Il met en train les malheureux qui ne sont « pas du matin » ou apporte une douce compensation au terme d'une rude journée de travail. Il n'y a pas de règle ! Il faut simplement éviter de s'entraîner juste après le repas ; mais cela va de soi, on est un peu handicapé quand on a le ventre plein et l'on perd vite l'envie de s'agiter !

### QUELLE DOIT ÊTRE LA DURÉE D'UNE SÉANCE DE STRETCHING ?

Au moins un quart d'heure, mieux une demi-heure ou trois quarts d'heure. Cela vous paraît-il trop long ?

Il ne s'agit pas de sacrifier son temps mais de se l'accorder et d'accorder à son corps au moins une demi-heure de stretching dans la détente.

Il faut un moment pour que le corps soit mis en route et échauffé ; en outre, vous ne devez pas avoir l'impression de vous débarrasser à toute allure d'un pensum. Renoncez définitivement à choisir les meilleurs exercices en laissant tomber les autres.

### QUELLE DOIT EN ÊTRE LA FRÉQUENCE ?

Si l'on veut véritablement progresser, il faut comme dans tous les autres entraînements de la condition physique, au minimum deux séances par semaine. Si l'on espace davantage les séances, le progrès obtenu au terme de chaque séance se perd et l'on repart chaque fois à zéro. L'entraînement doit être repris tant que la souplesse musculaire reste à un niveau plus élevé qu'à l'origine. Il n'y a pas d'autre moyen de progresser et d'améliorer la mobilité.

Contrairement aux autres formes d'entraînement de la forme physique, le stretching ne fatigue pas le muscle, il régénère même l'ensemble de l'organisme. C'est la raison pour laquelle on peut le pratiquer quotidiennement.

### OÙ FAIT-ON DU STRETCHING ?

On n'a pas absolument besoin d'un gymnase ni d'une salle de sport pour faire du stretching. On n'a pas besoin non plus de beaucoup de place, ni d'un revêtement de sol spécial ou d'accessoires spécifiques.

Le stretching peut se pratiquer partout, dans un jardin public, sur un itinéraire de marche ou dans sa salle à manger.

Il faut toutefois veiller à ce qu'il fasse assez chaud et à ce que le corps ne soit pas refroidi par la température du sol. C'est pourquoi, en plein air, il sera souvent plus conseillé d'exécuter les exercices en station debout, éventuellement contre un arbre comme nous le montrons aux pages 94 à

101. Si l'on s'entraîne chez soi, il faut préalablement aérer la pièce. Une couverture ou un simple tapis suffisent pour isoler du sol. Mais l'idéal serait de disposer d'une grande glace, car c'est le seul moyen de corriger les positions et le mouvement.

## QUELLE TENUE FAUT-IL ADOPTER ?

Il faut avant tout avoir *chaud et se sentir à l'aise*. Il convient d'éviter tout ce qui serre : pas de ceinture de pantalon et pas de ruban pour marquer la taille. La tenue doit être élastique et permettre de bien respirer. Un bon ensemble de jogging conviendra parfaitement. Les tenues de gymnastique collantes ont l'avantage de permettre un contrôle plus rigoureux des positions et de l'exécution des exercices. Les genoux pliés et autres petites tricheries ne se dissimulent que trop facilement sous les pantalons de survêtement qui « font des poches ».

Arrangez-vous aussi pour que vos pieds aient toute liberté de mouvement. Le mieux est de travailler pieds nus ou avec des chaussettes chaudes.

## AVEC OU SANS ACCOMPAGNEMENT MUSICAL ?

Il a été prouvé qu'une musique douce pouvait réduire la tension musculaire. On peut tirer partie de cette découverte et renforcer l'aspect méditatif de la pratique du stretching par l'utilisation de la musique. La musique facilite, en outre, la concentration parce qu'elle protège en quelque sorte des stimuli extérieurs.

# 3/PRÉPARATION ET COMPLÉMENTS

## LA DÉTENTE S'APPREND

Le stretching détend – et pourtant ce sera peut-être un peu trop demander à un débutant que d'exiger de lui qu'il reste détendu tout en apprenant des mouvements nouveaux qui lui font découvrir des muscles et des organes « nouveaux ». Même pour les adeptes du stretching plus expérimentés, la détente physique et psychologique au terme d'une rude journée de travail est tout un art qui s'apprend. C'est pourquoi nous donnerons ici deux exemples de pratiques permettant avant une séance de stretching, ou même à l'intérieur de la séance, de « décrocher ».

### DÉTENTE EN POSITION ALLONGÉE SUR LE DOS

Chercher, comme pour le stretching, un endroit calme où il fait chaud et où personne ne vous dérange. La position allongée sur le dos est la position de détente classique car dans cette position notre corps n'a rien à opposer à la force de gravité. Fermez les yeux, respirez profondément, concentrez toute votre pensée sur les différentes parties de votre corps que vous sentez les unes après les autres.

- Pour commencer, plier genoux et poser les pieds à plat sur le sol C'est ainsi que les muscles fléchisseurs des hanches parviennent à la détente optimale, le bas de la colonne vertébrale peut coller au sol.
- Etirer très légèrement la nuque, bien entendu sans contracter les muscles du cou. Appuyer lourdement les épaules au sol en expirant.
- Les bras et les mains sont posés étendus sur les côtés, les paumes de mains tournées vers le haut.
- Tendre lentement une jambe et sentir peser une force qui tire la jambe vers le sol. Même chose avec l'autre jambe.
- Continuer de respirer tranquillement de manière à ce que cette impression de pesanteur se répande dans tout le corps.
- Concentrer alors toute son attention sur le visage : les plis du front se défont, les coins de la bouche se détendent et la langue repose contre le palais.
- Accordez-vous encore le temps qu'il faut pour vous laisser aller à vos pensées, leur faire peut-être tout simplement suivre le rythme de la respiration, ou, plus simplement encore, ne penser à rien.

### DÉTENTE DES MUSCLES PROFONDS

La technique de détente, également appelée relaxation progressive, est une étape préalable de l'entraînement autogène et convient particulièrement bien au sportif dans la mesure où elle s'acquiert rapidement. La détente des muscles profonds repose sur le principe selon lequel tout effort musculaire initial entraîne et intensifie la phase de détente qui lui fait suite. Cette technique se pratique ainsi :

- Allongé sur le dos, concentrer d'abord son attention sur une respiration profonde.
- Ensuite, en dix minutes environ, tous les principaux groupes de muscles de l'organisme seront les uns après les autres contractés lentement et intensivement, puis détendus. L'exercice doit être toujours symétrique en conservant la position allongée sur le dos. Il convient d'observer l'ordre suivant : nuque - mains - bras - pieds - jambes - fessiers -

abdominaux - pectoraux - dorsaux - épaules - visage - et pour finir le corps tout entier.

– La conscience doit être exclusivement axée sur la partie du corps qui travaille. Elle doit permettre de ressentir clairement :
  - la contraction qui augmente,
  - le passage de la contraction à la détente,
  - enfin la détente totale.

## RESPIRATION EN PROFONDEUR

De la même manière que la détente, elle suppose un apprentissage. Les débutants auront parfois quelque difficulté à allier la technique respiratoire à la pratique des exercices de stretching, d'autant que certaines positions du corps ne permettent pas de respirer en profondeur. C'est pourquoi aussi bien les débutants que les sportifs plus avancés auront intérêt à pratiquer isolément les exercices suivants. Ne serait-ce que pour « prendre un peu d'air » pendant les pauses d'une journée de travail, car quelques minutes d'exercices respiratoires peuvent avoir un effet rafraîchissant et revigorant. Il faut s'exercer à :

– respirer par le nez,

– conserver un rythme lent et régulier pour inspirer et expirer,

– pratiquer la respiration abdominale, la respiration thoracique et la respiration du sternum de manière à ce que s'aèrent toutes les parties des poumons.

Avant de commencer, desserrez tout ce qui peut vous entraver et adoptez une position de détente. La position allongée sur le dos est encore une fois la plus favorable, car c'est celle qui permet le mieux de contrôler les mouvements d'oscillations qu'entraîne la respiration.

– Attendez d'abord quelques minutes jusqu'à ce qu'une respiration calme s'établisse d'elle-même. La bouche doit rester fermée. Le cou, le visage et la langue sont détendus. Les pensées ne suivent que le rythme de la respiration.

– La respiration contrôlée commence par une profonde expiration qui doit aller au-delà du point où elle s'arrêterait normalement. Plus l'expiration est complète, plus les poumons peuvent absorber d'air frais.

– Lorsque les poumons sont aussi vides que possible, bloquer brièvement la respiration. C'est à ce moment-là que la détente est maximale ; le besoin d'inspirer se fait plus fort et la respiration devient plus profonde. Il ne faut toutefois pas attendre jusqu'à manquer d'air au point de devoir en absorber précipitamment.

– L'inspiration commence par le soulèvement ou le gonflement de la paroi abdominale (fig. 7).

– C'est ensuite la cage thoracique qui s'élargit, les arcs costaux se déplacent très nettement vers l'extérieur et vers le haut (fig. 6).

– Enfin les épaules se repoussent légèrement vers l'arrière et vers le haut et poursuivent ainsi le mouvement de sac qui se gonfle d'air. (Veiller à ne pas troubler le mécanisme respiratoire par un mouvement crispé des épaules vers le haut.) En posant les mains sur votre corps, vous pouvez suivre ces mouvements.

– Lorsque les poumons sont remplis d'air, retenir brièvement sa respiration : ils ont ainsi un peu plus de temps pour l'échange gazeux.

– Expirer ensuite lentement et doucement.

La phase d'expiration doit durer au moins aussi longtemps que l'inspiration, elle peut même sans difficulté être étendue au double de temps.

– Par le même mouvement ondulatoire, la paroi abdominale se rétracte pour l'expiration. La cage thoracique se rétrécit et les extrémités supérieures des poumons se vident en dernier. L'air pauvre en oxygène est expulsé des poumons de bas en haut.

– Retenir encore sa respiration et reprendre tout le mécanisme à zéro.

La pratique respiratoire est donc aussi quelque chose qui s'apprend. Mais, là comme ailleurs, il faut savoir garder la mesure et ne pas exagérer. Il ne faut en aucun cas que cela devienne un problème angoissant.

Cette respiration profonde et contrôlée ne doit pas devenir la respiration normale, elle ne le peut d'ailleurs pas. En revanche, si l'on s'y exerce assez souvent, elle peut approfondir et améliorer considérablement la technique respiratoire.

## QUELQUES CONSEILS POUR « BIEN SE TENIR »

Nous vous proposons un test : placez-vous dos au mur et examinez la position de votre corps. Soyez le plus honnête que vous pouvez avec vous-même. Y a-t-il plus d'une largeur de main entre votre dos et le mur à hauteur de la taille ? Ou bien est-ce que toute votre colonne vertébrale colle au mur ? Si la position est correcte, votre colonne vertébrale doit présenter une double courbe, les épaules et les fesses touchant le mur (fig. 12).

Une mauvaise tenue du corps peut avoir à long terme des conséquences néfastes sur la santé physique. Par exemple, une déviation latérale ou un « dos rond », comme le provoquent souvent chez les femmes le port des talons hauts, peuvent entraîner une charge inégale des disques intervertébraux suscitant des phénomènes d'usure. Les épaules pendantes en avant ou au contraire les épaules trop hautes, qui ne sont souvent que de mauvaises habitudes, entravent la respiration et peuvent même provoquer en dernier ressort des troubles du rythme cardiaque. La liste des troubles pathologiques de cet ordre serait très longue. Une bonne position du corps est la meilleure protection qui se puisse imaginer contre tous ces maux.

Les exercices de stretching entretiennent la souplesse des muscles de la colonne vertébrale et la mobilité des articulations de la colonne elle-même. Mais pour que ces exercices soient exécutés efficacement et ne représentent pas une charge excessive pour les articulations, il faut veiller à la position générale du corps. Les indications suivantes attireront l'attention sur les points critiques en la matière. Quittez vos chaussures, placez-vous n'importe où dans la pièce et observez la bonne position des pieds à la tête.

- Placez vos pieds parallèles et répartissez également le poids du corps sur les talons, la bordure extérieure du pied, la plante du pied et les orteils. Ces derniers sont décontractés et écartés de manière à offrir une bonne surface portante.
- Les deux genoux doivent être tendus mais sans entraîner une contraction excessive des cuisses, les ménisques sont légèrement tirés vers le haut.

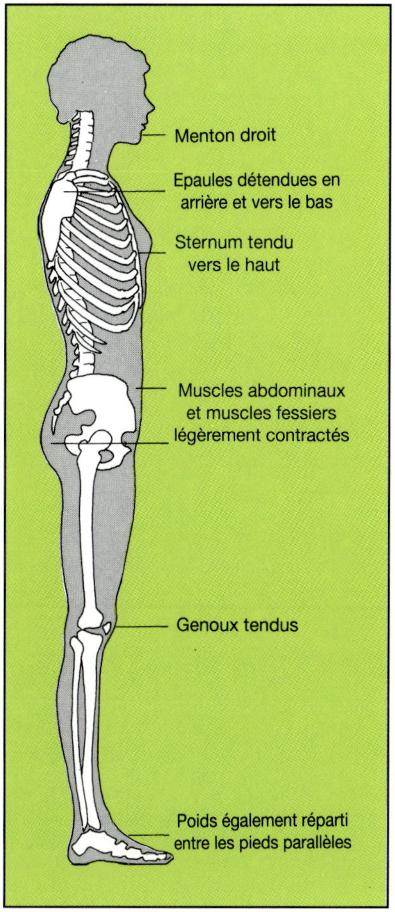


*Figure 12 – Les «points critiques» pour une bonne position du corps.*

– Mettre le bassin en place en contractant légèrement les muscles fessiers et en avançant les hanches. Une légère contraction des abdominaux permet de compenser.

– Imaginez maintenant que vous êtes lentement tiré vers le haut par un fil invisible qui serait fixé au sommet de votre crâne : la colonne vertébrale se tend, la distance entre les os iliaques et les premières côtes inférieures augmente, la tête tire la colonne vertébrale vers le haut (mais le menton reste droit). Vous grandissez sensiblement.

– En même temps, vous êtes tiré vers le haut par le sternum, ce qui fait que votre cage thoracique s'élargit et que vos épaules reculent.

– Les épaules constituent aussi un point critique. Contrairement au mouvement général du corps, qui vise l'étirement et la hauteur, elles se font lourdes, et doivent tirer à la fois en arrière et vers le bas.

Les épaules trop hautes constituent bien souvent un signe infaillible de tension et de crispation.

– Parvenu à cette position parfaite, il ne faut pas se figer. Respirez profondément et essayez de bouger lentement, sans reprendre les « mauvais plis » antérieurs.

Dans les exercices de stretching exécutés en position assise, le redressement du bassin peut poser quelques problèmes car il suppose une bonne mobilité des hanches. Un bon conseil : se mettre un coussin à moitié sous les fesses ou, lorsqu'on pratique les exercices en plein air, s'asseoir sur un terrain un peu en pente.

Au départ, ce redressement peut presque paraître antinaturel. Observez-vous et corrigez-vous constamment, à l'arrêt de bus ou devant un feu rouge, et la bonne position semblera bientôt aller de soi. L'effort vaut la peine car :

Quelqu'un qui se tient droit donne un sentiment de sécurité, d'ouverture et d'assurance, et ses semblables réagissent au diapason !

## QUELQUES CONSEILS POUR L'ENTRAÎNEMENT

1. Lorsque vous composez un programme d'entraînement, commencez par chercher pour chaque partie du corps un ou deux exercices de base que vous apprenez à exécuter très rigoureusement.

2. Il convient d'être très rigoureux, car la moindre variante suffit souvent à mettre en jeu de tout autres muscles. Il ne faut varier qu'à partir du moment où l'exercice de base est parfaitement maîtrisé et où l'on perçoit exactement l'extension là où elle doit être ressentie.

3. La règle suprême, pour les débutants comme pour les sportifs plus avancés, est de commencer très prudemment et de n'augmenter l'extension que très progressivement. Les déchirures surviennent très vite et elles mettent très longtemps à guérir.

4. Il faut adapter les exercices à son niveau de performance. On ne passe à un stade supérieur qu'à partir du moment où les exercices de départ ne posent plus aucun problème.

5. La position de stretching doit être prise lentement et au cours de l'expiration.

6. Tenir chaque position de 10 à 20 secondes. Essayez surtout en même temps de sentir la contraction et la détente à l'intérieur du muscle.

7. Chaque exercice doit être repris deux à trois fois, en allant un peu plus loin à chaque fois.

8. N'oubliez jamais d'exécuter l'exercice des deux côtés ou avec les deux jambes.

9. Faites travailler de cette façon tout le corps systématiquement. Vous trouverez des exemples de programmes combinés aux pages 116 à 125.

La pratique du stretching suppose que chacun veille à ses limites individuelles, elle ne peut pas être conçue comme une compétition. L'extension ne s'obtient ni par la violence, ni par un effort de volonté, elle ne s'obtient que par un entraînement régulier.

## QUELQUES CONSEILS ET INSPIRATIONS POUR LES ENTRAÎNEURS

Donner un cours de stretching ne demande sans doute pas la même dépense physique que de donner un cours d'aérobic ou de gymnastique de maintien, mais cela demande beaucoup de connaissances, d'aptitudes et de compréhension. Les quelques conseils suivants vous aideront peut-être à réussir.

1. Chaque exercice doit être montré très précisément et expliqué avec la plus extrême clarté.

2. Il vaut mieux s'attarder sur un exercice nouveau. Il faut toujours un certain temps pour qu'un nouveau mouvement soit assimilé. Et c'est seulement lorsque les participants l'ont vraiment compris qu'ils peuvent l'exécuter avec la concentration nécessaire sur leur propre corps.

3. Outre la démonstration visuelle et verbale, il importe de décrire les sensations corporelles que l'exercice doit susciter. Les élèves doivent aussi pouvoir exprimer leurs impressions, sans pour autant perturber excessivement le déroulement de la séance.

4. Pour permettre ce type d'échange, il faut que le nombre de participants reste assez restreint.

5. Comprendre individuellement chaque élève signifie bien souvent aussi faire sentir l'extension par une légère intervention tactile.

6. N'exigez jamais de vos élèves l'exécution d'un exercice que vous n'êtes parvenus à maîtriser qu'au terme de longues années de travail. On n'insistera jamais assez sur l'aspect spécifique du travail collectif.

7. Pour les exercices de stretching exécutés à deux ou avec l'aide d'un partenaire, il faut veiller à ce que les partenaires soient de même taille et connaissent bien leurs capacités respectives d'extension. Les partenaires ne doivent pas changer d'une séance à l'autre.

Mis à part l'aspect purement fonctionnel et utilitaire, les exercices de stretching peuvent être très esthétiques. Comme on le fait en danse ou en gymnastique, nous conseillerons donc aussi d'essayer d'associer différents exercices en un enchaînement harmonieux. On peut, par exemple, imaginer un enchaînement qui réunisse différents exercices pour les bras, les épaules et le haut du tronc ou, au contraire, des exercices au sol en position assise, à genoux ou allongée. Faites des essais ! Ces tentatives chorégraphiques terminent agréablement une séance.

# EXERCICES

# STRETCHING PAR GROUPES MUSCULAIRES

Les exercices qui suivent sont classés par groupes musculaires. Chaque série comporte un *exercice de base* (B) le plus souvent simple, et des *variantes* (V) qui renforcent ou modifient l'extension, mais mettent l'accent elles aussi sur le même groupe de muscles et constituent donc une sorte de groupe structurel.

Cet aspect systématique se retrouve dans les illustrations : l'unité entre exercice de base et variantes et représentée par une même personne, l'exercice de base bénéficiant d'une illustration plus grande étant donné son importance centrale.

De même, tous les exercices de base sont illustrés alors que seules quelques variantes ont une illustration.

Les légendes très brèves ne sont conçues que comme repères, elles ne peuvent en aucun cas remplacer la lecture de toute la description de l'exercice. En effet, ce sont souvent les petites indications de détail qui permettent une exécution rigoureuse et correcte.

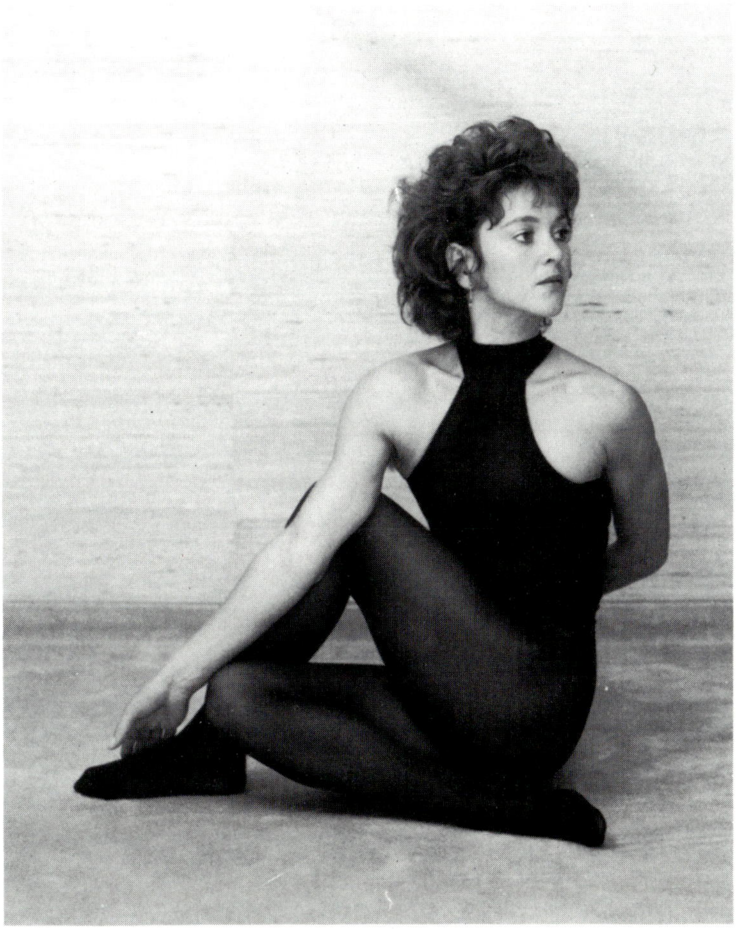

Tous les exercices d'extension des muscles du cou et de la nuque ainsi que des bras et de la ceinture scapulaire sont conseillés pour compenser de longues heures de travail d'écriture au cours desquelles le dos courbé et les épaules souvent trop hautes peuvent engendrer des tensions anormales. Si ces exercices sont exécutés régulièrement, ils permettent d'éviter de douloureuses contractures qui ne se guérissent sinon que par des massages.

Tous ces exercices peuvent être exécutés en position debout ou assise. En position assise, il faut veiller toutefois à ne pas retomber dans l'erreur du « dos rond ». Pour une bonne position du bassin et de la colonne vertébrale, il n'est pas inutile de se glisser un coussin sous les fesses.

## MUSCULATURE DE LA NUQUE ET DU COU

**Exercice de base n° 1**
Tourner la tête sur la droite de telle sorte que le regard passe par-dessus l'épaule droite, vers la gauche et vers le haut. En tirant l'épaule gauche vers le bas, on provoque une sensation de tension qui se transmet de l'épaule gauche jusqu'au menton.

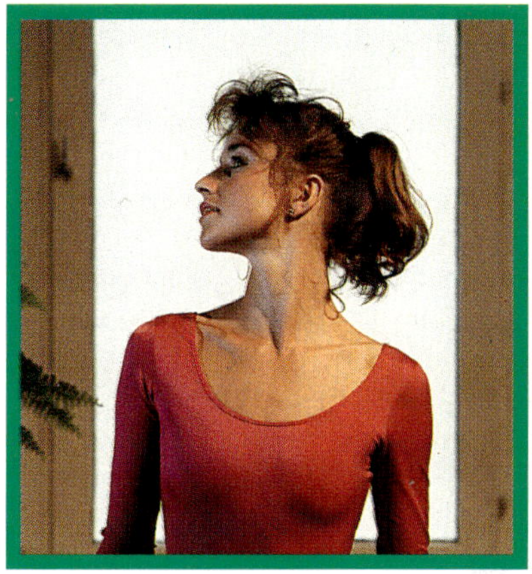

*Exercice 1*
*Torsion du cou sur le côté.*

**Exercice de base n° 2**
En regardant devant soi, incliner la tête sur le côté. Les épaules restent droites et décontractées. L'inclinaison de la tête est aidée d'une main et se poursuit jusqu'à ce que l'on sente une tension dans les muscles latéraux du cou. L'extension est plus forte lorsqu'on tire également les épaules vers le bas.

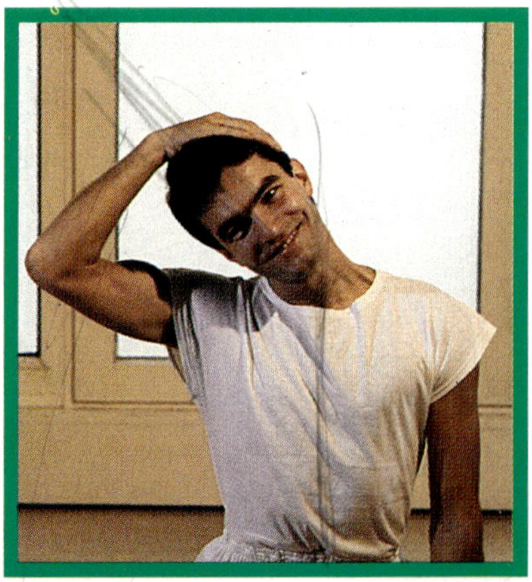

*Exercice 2*
*Inclinaison de la tête sur le côté.*

**Exercice de base n° 3**
Mettre les mains croisées derrière la tête et pencher la tête en avant jusqu'à ce que le menton vienne toucher la poitrine. Les épaules, décontractées, tirent vers le bas et renforcent ainsi l'extension. Rester un certain temps dans cette position et décontracter les muscles de la nuque qui sont en extension.

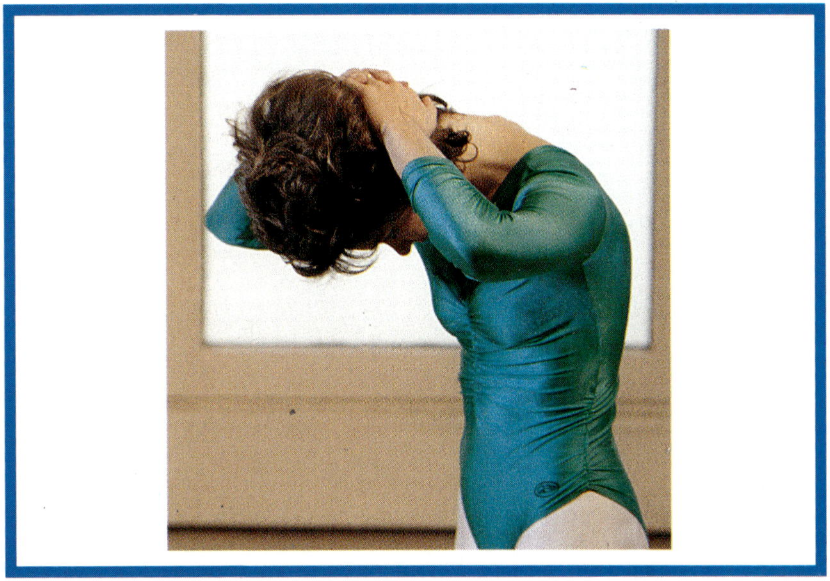

*Exercice 3*
*Inclinaison de la tête en avant.*

# BRAS ET CEINTURE SCAPULAIRE

**Exercice de base n° 4**
Bras au-dessus de la tête. Fléchir le bras droit vers l'arrière. La main gauche vient alors appuyer sur le coude droit juste derrière la tête. Cette pression doit agir essentiellement sur l'extenseur situé sur la face postérieure du bras. En même temps, gonfler la poitrine en avant.

*Variante*
La pression, ou la traction, peut aussi s'exercer dans la même position vers la tête ou derrière la tête en provoquant de surcroît une extension des muscles du côté du tronc.

**Exercice de base n° 5**
Un bras au-dessus de la tête replié vers l'arrière, l'autre bras passe derrière le dos et se fléchit vers le haut. En même temps que l'on gonfle la poitrine en avant, essayer de faire se toucher les pointes de doigts ou, mieux, d'accrocher les deux mains. Lorsque les doigts se tiennent, l'extension peut-être renforcée par une traction vers le bas. Les bras et les épaules restent « lourds », vous respirez profondément.

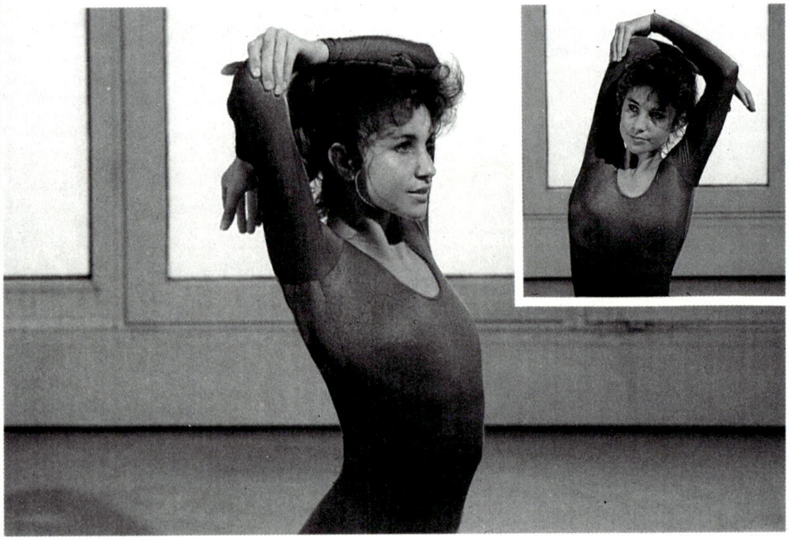

*Exercice 4 – Bras fléchi derrière la tête.*

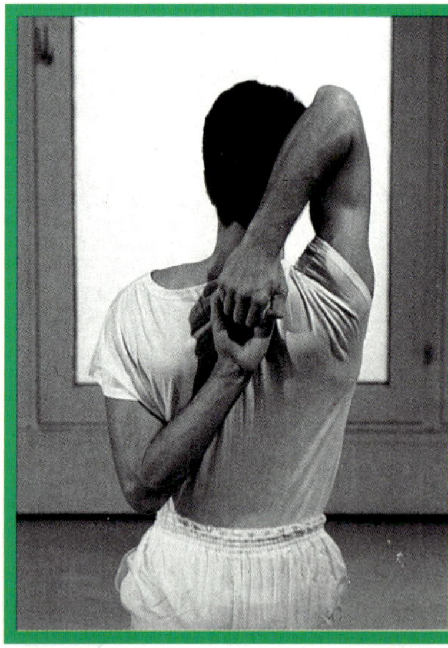

*Exercice 5 – Les mains se rejoignent derrière le dos.*

Si cet exercice vous pose encore quelques problèmes et que vos doigts n'arrivent à se toucher que difficilement (si seulement ils y arrivent) il vaudra mieux prendre une serviette ou un mouchoir pour combler l'espace entre les deux mains.
Ne vous étonnez pas si vous êtes nettement « meilleur » d'un côté que de l'autre. La plupart des gens ont « leur bon côté ».

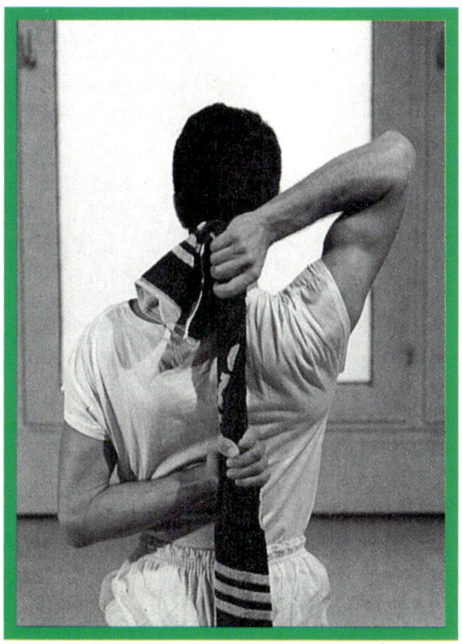

*Variante 5 – Même exercice en s'aidant d'un foulard pour « combler le vide ».*

**Exercice de base n° 6**

Mains jointes, bras tendus derrière le dos, bien accrocher les doigts. Les bras sont tendus au point que les omoplates se touchent. En gonflant la poitrine largement en avant, remonter les mains en arrière et les maintenir dans cette position. Pour s'aider, rejeter en même temps la tête en arrière.

*Variantes*

- En combinant ce mouvement avec une flexion du tronc en avant, on peut faire jouer la pesanteur sur les bras et, ainsi, renforcer l'extension des épaules.

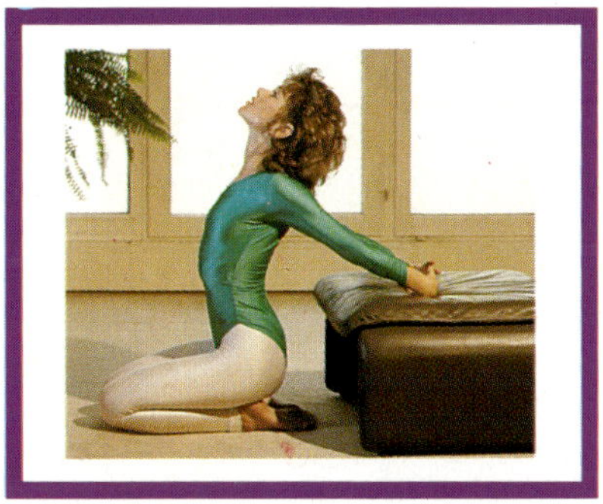

▲ *Variante 6.1 – Avec flexion du tronc en avant.*

*Variante 6.2 – Position passive, extension sur un support.* ▶

- Le même exercice peut s'exécuter en position assise sur les talons, les bras posés sur un canapé ou un divan. Il suffit de maintenir passivement la position. Vous parviendrez à la position d'extension idéale en bombant la poitrine en avant.

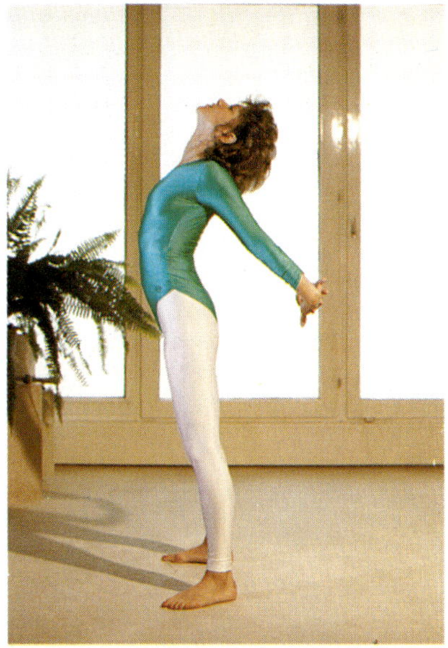

*Exercice 6 – Redresser les bras tendus en arrière.*

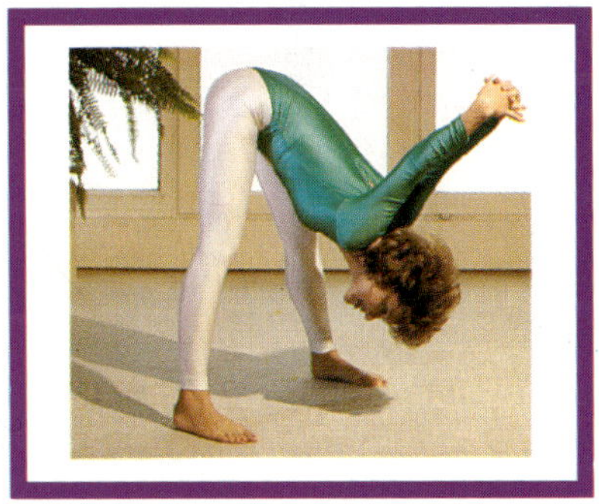

Toutefois, cette position requiert déjà une assez grande souplesse de la ceinture scapulaire si l'on veut que la colonne vertébrale reste droite et que l'exercice soit exécuté correctement.

**Exercice de base n° 7**
Croiser les bras en avant pour aller toucher les omoplates de telle sorte que les doigts s'accrochent au bord des omoplates un peu décollées. Tenir la position jusqu'à ce que l'on ressente une extension agréable entre les omoplates. Les coudes se soulèvent légèrement.

*Variante*
Suivre la bordure de l'omoplate et essayer différents degrés d'extension.

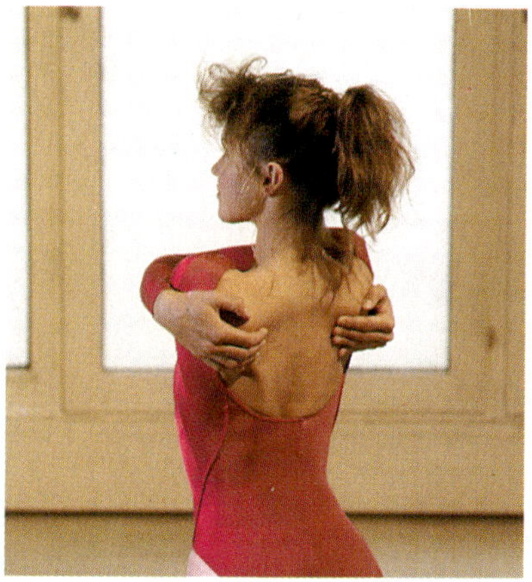

*Exercice 7 – Extension de la ceinture scapulaire en se tenant les omoplates.*

**Exercice de base n° 8**
Position debout, les bras sur le côté, mains sur les deux montants d'un encadrement de porte. Paumes des mains tournées vers l'avant. Faire un pas en avant, avec extension de la partie supérieure du tronc vers l'avant, jusqu'à ce qu'une légère traction soit sensible dans la zone de la musculature thoracique.

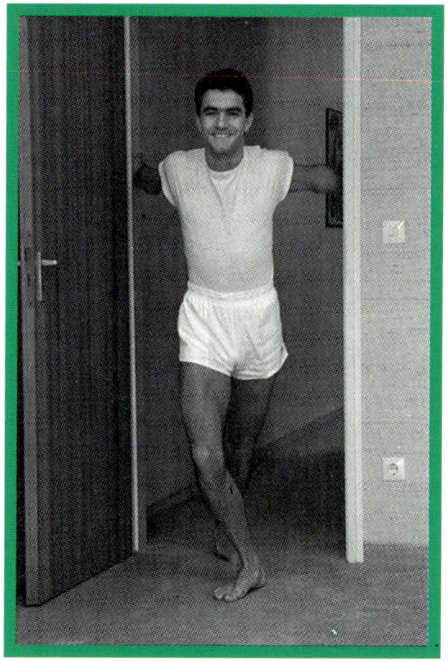

*Variantes*
- Bras dans différentes positions depuis l'oblique supérieure jusqu'à l'oblique inférieure. Extension de la musculature pectorale.
- Légère torsion du corps de manière à intensifier l'extension d'un côté.

Ces exercices, et ceux qui vont suivre, constituent une bonne préparation aux exercices respiratoires car ils entretiennent la mobilité de nombreuses articulations entre les côtes, le sternum et la colonne vertébrale : ils « ouvrent » la cage thoracique à une respiration profonde.

*Exercice 8 – Exercice pour la musculature pectorale et la musculature de la ceinture scapulaire, dans un encadrement de porte.*

*Variante 8 – Renforcement de l'extension d'un côté, par légère torsion du corps.*

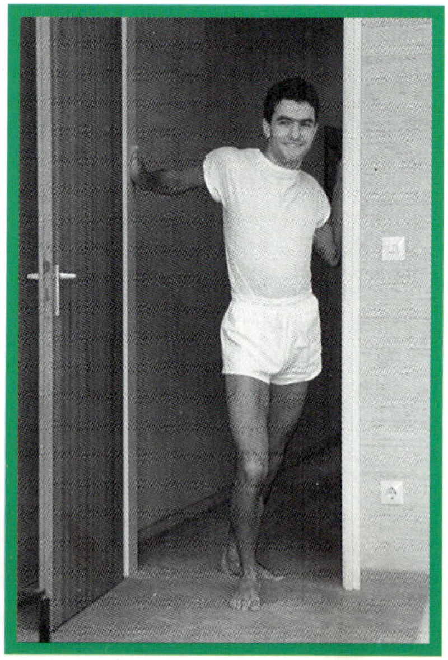

**Exercice de base n° 9**
Jambes légèrement écartées, bras tendus appuyés contre un mur. Incliner lentement les épaules vers le bas et maintenir la position en extension.

Par une légère pression au niveau des omoplates, un partenaire peut aider à renforcer l'extension (cf. notre illustration).

*Variantes*

- On fait jouer différentes parties de la musculature pectorale en modifiant l'écartement entre les mains jusqu'à les mettre l'une sur l'autre.
- Une légère torsion de la partie supérieure du tronc intensifie l'extension d'un côté.

Plus la flexion du tronc est profonde, plus les muscles des cuisses et les fessiers interviennent dans l'exercice.

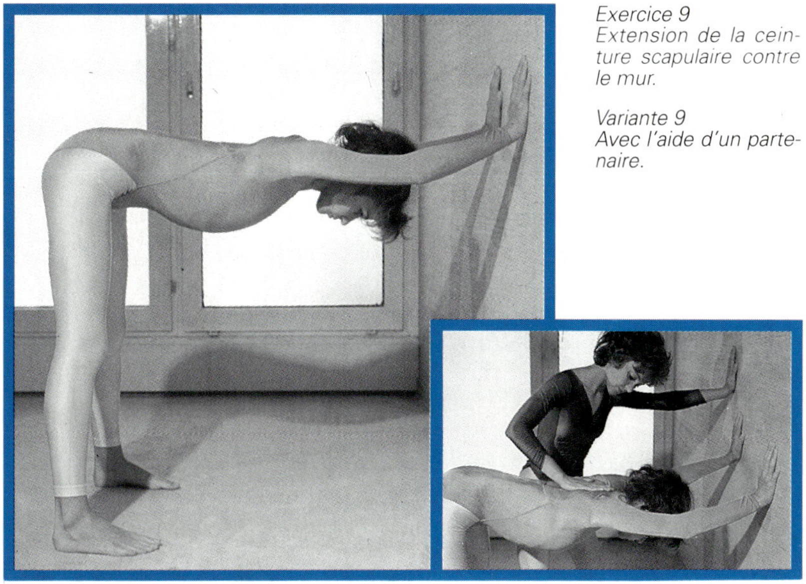

*Exercice 9*
*Extension de la ceinture scapulaire contre le mur.*

*Variante 9*
*Avec l'aide d'un partenaire.*

**Exercice de base n° 10**
Position assise, jambes légèrement fléchies, mains posées derrière le tronc, écartées à peu près de la largeur des épaules de manière à ce que les doigts soient tournés vers l'extérieur. Bras tendus, pousser lentement les fesses vers les pieds de telle sorte que l'extension soit sensible dans la région des épaules et des bras.

*Exercice 10*
*Extension de la ceinture scapulaire, main au sol derrière le dos.*

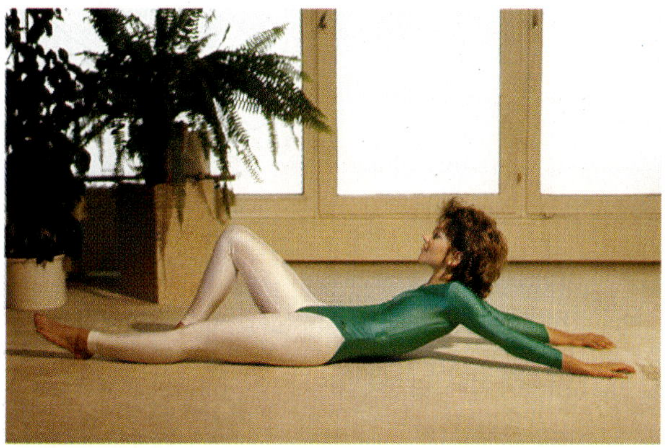

*Variante*
Là encore l'extension peut être modifiée par la position des mains et leur écartement.

**Exercice de base n° 11**
A quatre pattes, dos plat, les bras se tendent en avant le plus loin du corps dans le prolongement des épaules, les cuisses restent à peu près à la verticale. Appuyer légèrement les épaules vers le bas et rester dans cette position. La tête repose décontractée sur le sol et l'on se concentre sur l'extension des muscles pectoraux.

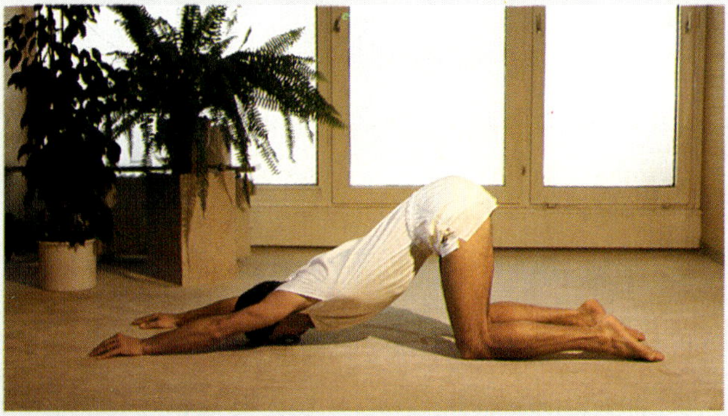

*Exercice 11 - Pression sur les épaules vers le bas.*

*Variantes*

- On peut renforcer l'extension en ne posant que les pointes de doigts de telle sorte que la ceinture scapulaire s'incurve plus profondément.
- La main droite touche la main gauche ; une légère torsion du corps sur la droite augmente l'extension de tous les muscles du côté droit.
- L'extension se concentre sur un autre point si l'on déplace le bras droit légèrement sur le côté le poids du corps s'appuyant sur le bras gauche fléchi. L'épaule droite tire vers le bas. On agit essentiellement de cette façon sur la partie antérieure du muscle deltoïde.

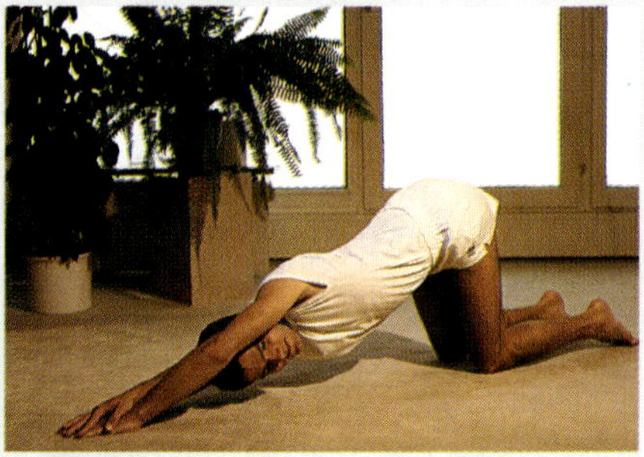

*Variante 11.1 - Torsion du tronc, mains l'une sur l'autre.*

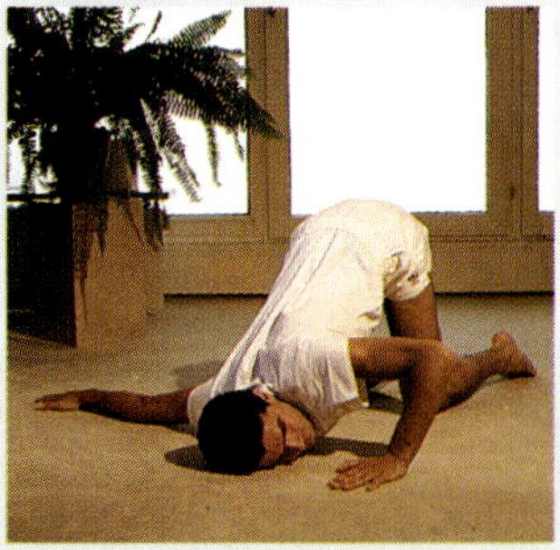

*Variante 11.2 - Renforcement de l'extension d'un côté, un bras fléchi.*

# AVANT-BRAS ET MAINS

**Exercice de base n° 12**
Bras tendus au-dessus de la tête, mains croisées, paumes des mains vers le haut. Les bras tirent vers l'arrière et vers le haut. La tête tire sur la colonne vertébrale vers le haut et peut même se rejeter légèrement en arrière pour augmenter l'ouverture de la cage thoracique. Cette position des mains permet de développer l'extension sur toute la face extérieure du bras et jusqu'aux paumes.

*Variante*
Une main tirant vers le bas permet d'augmenter l'extension d'un avant-bras ainsi que des muscles de la main elle-même.

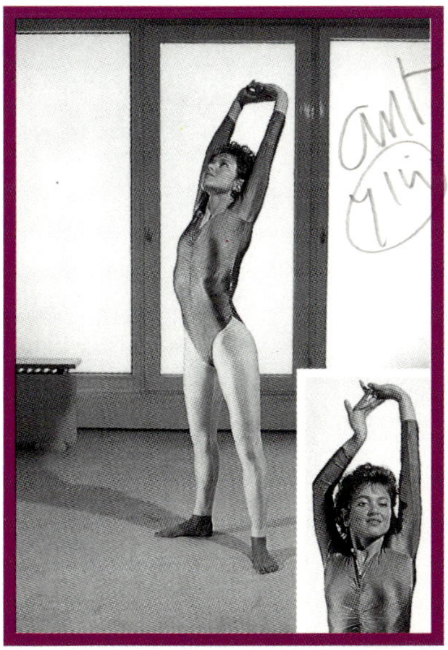

◀ *Exercice 12 – Mains croisées, extension bras tendus au-dessus de la tête.*

*Variante 12 – Renforcement de l'extension de l'avant-bras et de la main.*

**Exercice de base n° 13**
Mains jointes, doigts tournés vers le haut, coudes à l'horizontale. Tandis que les paumes des mains se pressent l'une contre l'autre, retourner les mains vers le bas jusqu'à ce que seuls les doigts restent en contact. L'extension doit être sensible sur la face intérieure de la main et dans les poignets.

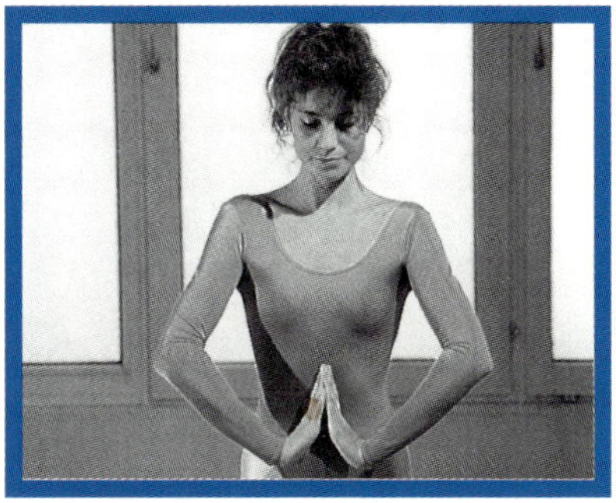

▲ *Exercice 13 – Mains jointes retournées vers le bas.*

**Exercice de base n° 14**
Paumes des mains appuyées contre un mur à hauteur des épaules, doigts tournés vers le bas. Appuyer fortement les paumes contre le mur en reculant le corps le plus loin possible jusqu'à que se fasse sentir une tension depuis les avant-bras jusqu'aux épaules.

*Variantes*
- Si les bras sont fléchis, la tension est plus sensible dans les paumes.
- Bras fléchis, on peut aussi décoller lentement les paumes du mur de manière à ce que, pour finir, seuls les doigts restent en extension.

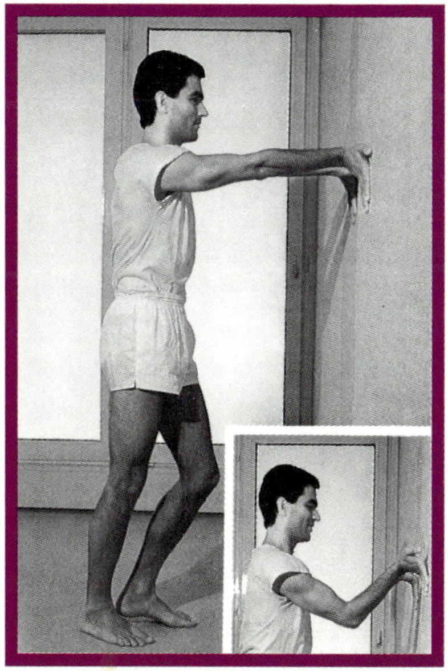

*Exercice 14 – Extension de l'avant-bras contre un mur.* ▶

*Variante 14 – La flexion des bras déplace l'extension sur les muscles des mains.*

**Exercice de base n° 15**

Bras fléchis, rejoindre les paumes des mains derrière son dos en les appuyant au maximum l'une contre l'autre. Les doigts sont tournés vers le haut, les épaules tirent vers le bas. Dans cette « position de prière », remonter les mains le plus haut possible. Repousser ensuite les coudes vers l'arrière, reculer légèrement la tête, prendre conscience de l'extension des muscles pectoraux et « tenir » la position.

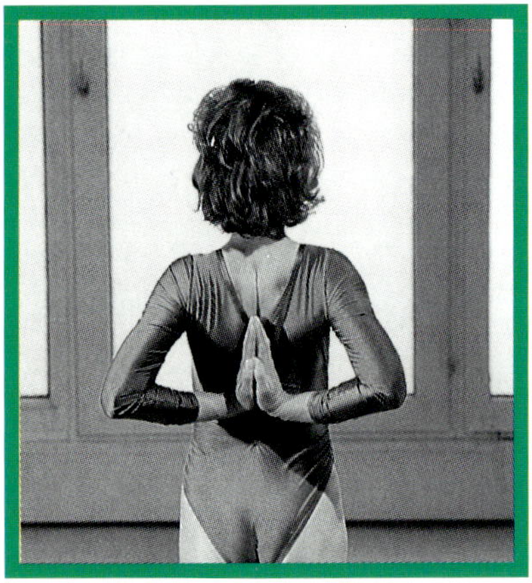

*Exercice 15 – Appuyer les mains l'une contre l'autre derrière son dos.*

Les exercices des quatre sections qui vont suivre sont faits pour développer l'extension de toute la musculature du tronc et la mobilité de la colonne vertébrale dans toutes les directions possibles. Ils serviront non seulement à entretenir l'élasticité des muscles qui relient les vertèbres et leurs multiples interconnexions mais assureront aussi un bon entretien préventif des disques intervertébraux.

Attention : Pour ne pas faire peser un trop lourd effort sur les disques intervertébraux, il convient d'exécuter les exercices à la suite de manière à profiter des effets de compensation. Un exercice de flexion en avant (par exemple, exercice de base n° 19) est contrebalancé par une surextension (par exemple, exercice de base n° 23).

**Exercice de base n° 16**
Jambes écartées, un bras légèrement appuyé sur la hanche l'autre bras au-dessus de la tête. Pencher le haut du corps légèrement sur le côté, le bras tendu au-dessus de la tête tirant vers l'oblique supérieure dans le prolongement du tronc. La tête doit poursuivre l'extension du corps sur le côté et ne pas « couper » le mouvement.

*Variantes*

- Vaste torsion du tronc sur le côté. Regard vers le plafond, cage thoracique aussi « ouverte » que possible.
- Coupler l'exercice avec un déplacement latéral pour que l'extension se poursuive dans la jambe.
- En croisant les bras au-dessus de la tête, l'extension se poursuit dans la région de la ceinture scapulaire.
- La jambe droite est largement croisée devant la jambe gauche, les hanches restant de face. Le haut du tronc tire sur le côté tandis que le bras gauche tendu au-dessus de la tête tire vers l'oblique supérieure. En fléchissant la jambe droite, on y transporte le poids du corps et l'on ressent l'extension dans le côté gauche.

Cet exercice paraît plus simple qu'il n'est : le plus souvent, le corps se penche légèrement ou la hanche se déplace imperceptiblement sur le côté. L'idéal est de pouvoir contrôler son mouvement dans un miroir. Il faut regarder sur le côté pour être sûr d'éviter l'inclinaison du corps en avant. Si vous ne disposez pas d'un miroir, essayez d'imaginer qu'un bras vous tire en arrière vers l'oblique supérieure.

*Exercice 16 – Flexion du tronc sur le côté.*

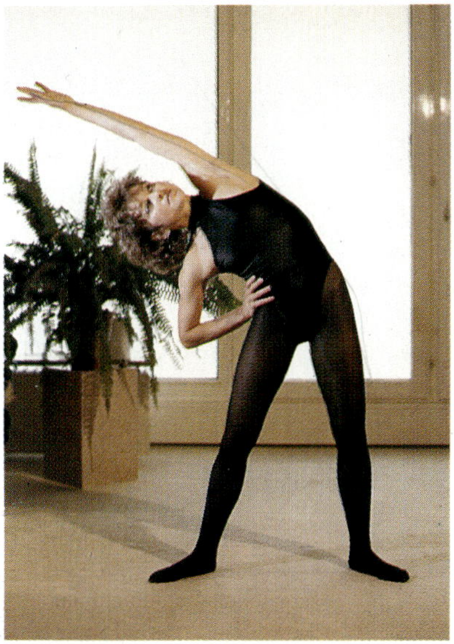

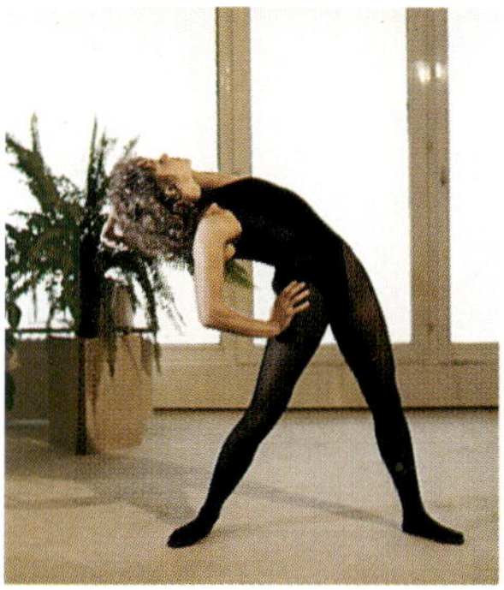

*Variante 16.1*
*Flexion avec torsion du corps.*

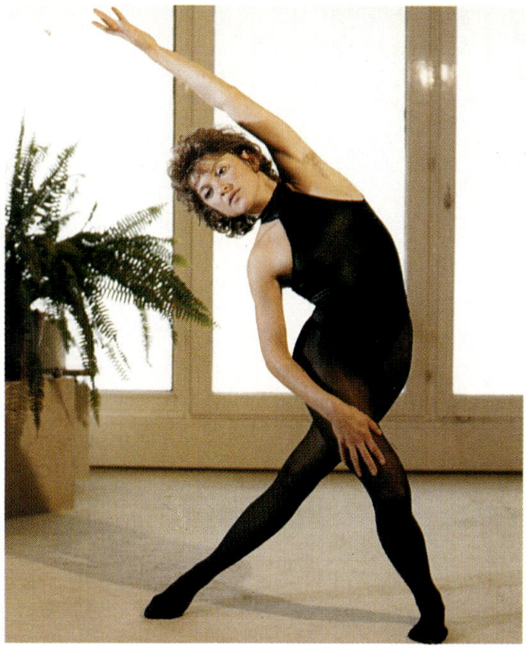

*Variante 16.2*
*Renforcement de l'extension du côté par le croisement d'une jambe sur l'autre.*

**Exercice de base n° 17**
Position à genoux, jambe tendue sur le côté, poids du corps sur le côté, appuyé sur un bras tendu. L'autre bras se tend à l'oblique verticale jusqu'à extension complète de tous les muscles du côté. Les hanches sont poussées le plus possible en avant, jusqu'à ce que la jambe tendue sur le côté, le tronc et le bras ne forment qu'une seule ligne. Rentrer la tête légèrement dans le cou, se décontracter et respirer calmement dans cette position.

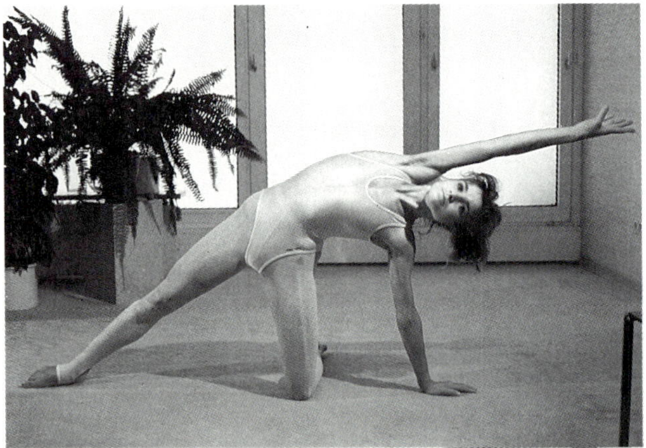

*Exercice 17*
*Extension des muscles de côté et de la partie antérieure du tronc en position à genoux.*

*Variantes*

- Plus la jambe tendue est placée en arrière du corps plus l'extension est accentuée sur la partie antérieure et en particulier sur les muscles obliques de l'abdomen.
- Dans la même position d'extension, fléchir la jambe droite, pieds croisés l'un sur l'autre, hanches ouvertes au maximum et tournées vers le haut, regard vers le haut et vers l'arrière.

*Variante 17*
*Extension renforcée, pieds croisés en arrière.*

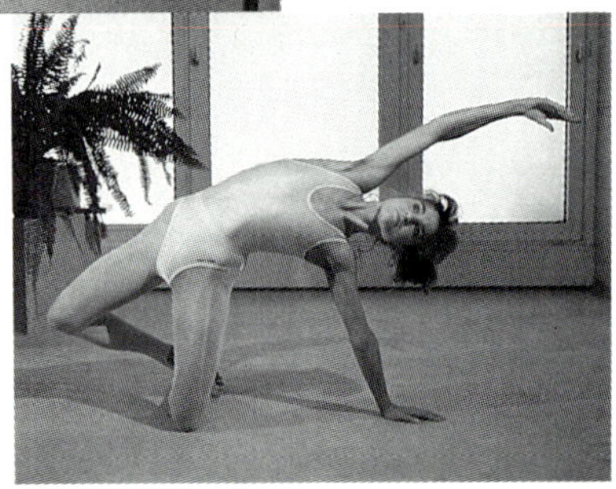

**Exercice de base n° 18**
Saisir une barre placée à hauteur des bras tendus au-dessus de la tête et fléchir les genoux de manière à se trouver en suspension. Se détendre complètement et respirer profondément.

*Variante*
Si la barre est à bonne hauteur, vous pouvez étirer le corps sur le côté ou le mettre en surextension. Eviter la torsion du corps.

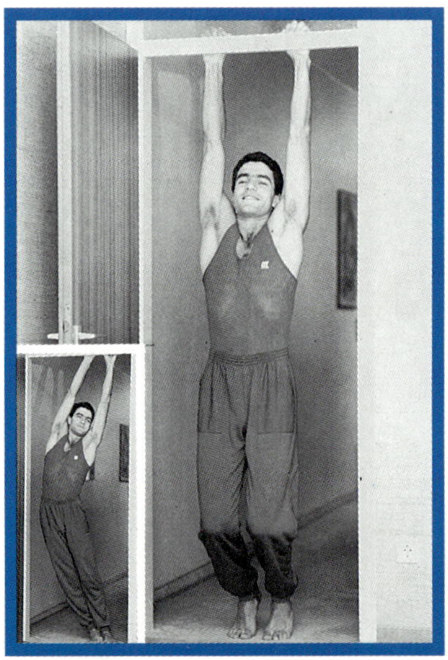

*Variante 18 – Renforcement de l'extension latérale.*

*Exercice 18 – Suspension « décontractée » pour une extension de tout le corps.*

Cet exercice simple constitue une merveilleuse extension de tout le corps, il décharge surtout la colonne vertébrale et les disques intervertébraux. Les barres ou les anneaux des gymnases ne sont pas les seuls accessoires utilisables. On peut exécuter l'exercice en se suspendant à une branche ou à un chambranle de porte.

# MUSCULATURE DU DOS

**Exercice de base n° 19**
Position debout, mains croisées derrière la nuque. Enrouler le haut du tronc vers l'avant en suivant consciemment le mouvement, vertèbre après vertèbre. Le menton vient reposer contre la poitrine et les mains accentuent légèrement l'extension qui se diffuse depuis la nuque dans toute la colonne vertébrale.

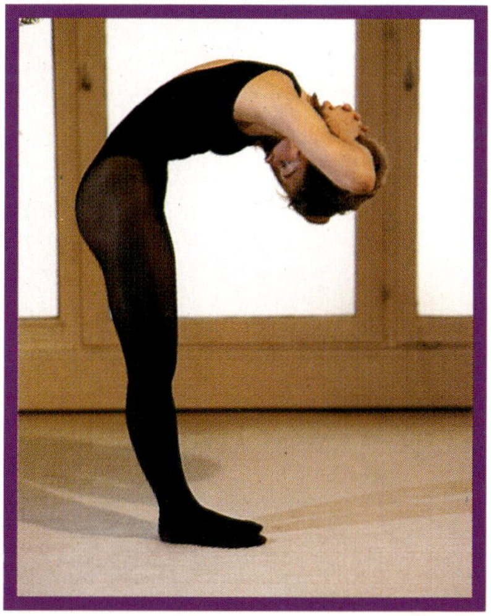

*Variante*
En fléchissant les genoux on poursuit l'enroulement du dos jusqu'au niveau des reins et des fessiers.

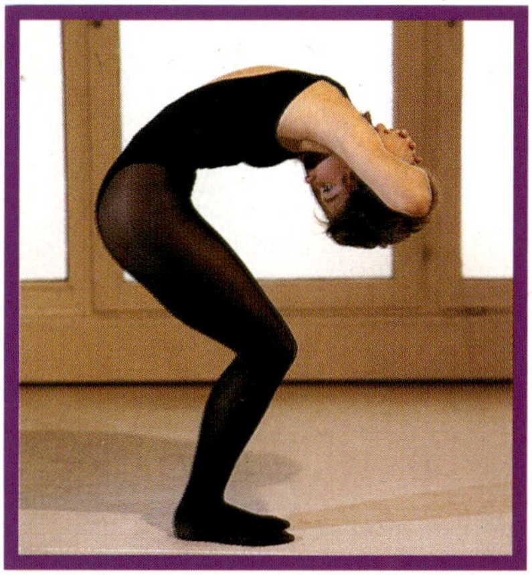

*Variante 19 – Renforcement de l'enroulement en fléchissant les genoux.*

*Exercice 19 – Enroulement de la nuque et du haut de la colonne vertébrale.*

**Exercice de base n° 20**
Position assise, jambes fléchies écartées dans le prolongement des hanches. Les bras passent sous les genoux par l'intérieur et les mains viennent attraper les chevilles. Tirer lentement la tête et le tronc vers l'avant si possible jusqu'à ce que le crâne vienne toucher le sol. On peut s'aider des mains pour tenir la position. L'extension doit se ressentir tout le long de la colonne vertébrale elle porte sur la musculature profonde du dos et, selon la traction des mains, sur toute la musculature des épaules.

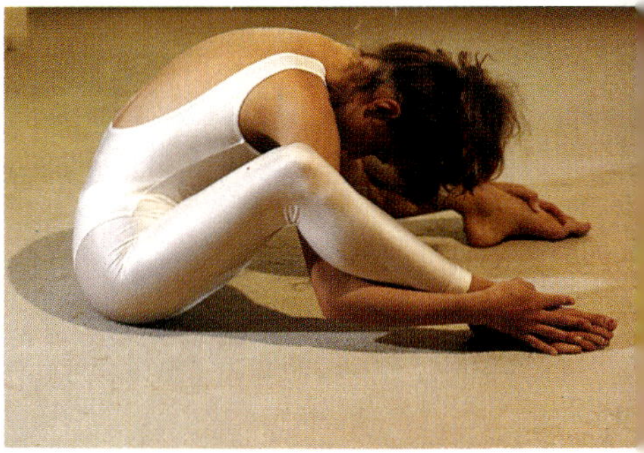

*Exercice 20 – Extension des muscles dorsaux droits en position assise.*

*Variante*

Plantes des pieds l'une contre l'autre. Attraper et tirer les pieds vers les fesses. Les coudes appuyant légèrement sur l'intérieur des genoux les repoussent vers le sol. Comme dans l'exercice de base, la tête et le tronc se penchent vers l'avant jusqu'à ce que le front vienne si possible toucher les mains. Rester dans cette position et respirer profondément.

Plus les talons se rapprochent du corps, plus on fait travailler la musculature des jambes et les fessiers.

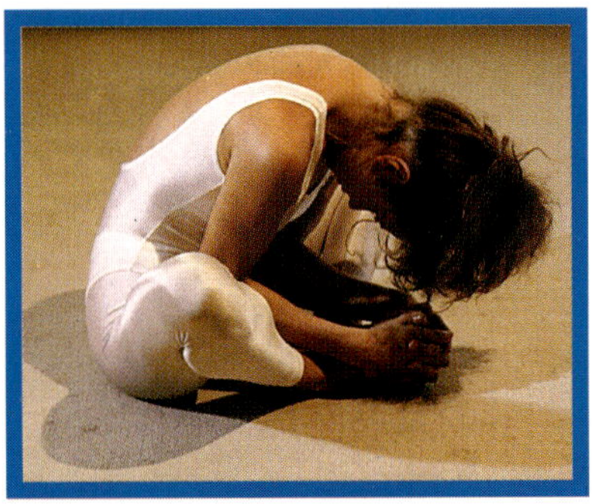

*Variante 20 – Extension du dos en position assise, pied contre pied.*

**Exercice de base n° 21**

En position allongée sur le dos, faire basculer les jambes par-dessus la tête et les poser tendus sur une chaise, un canapé, etc. Les bras sont décontractés derrière la tête. Il est recommandé de se mettre un coussin derrière la nuque. Respirez aussi profondément que possible en mettant l'accent sur la respiration abdominale dans la mesure où la position écrase quelque peu la cage thoracique.

*Variantes*

- Lorsque cet exercice ne vous pose plus de problèmes posez les jambes sur le sol, le plus loin possible derrière la tête. La tête ne doit pas basculer sur le côté.
- On obtient l'extension maximale des muscles du dos en posant les genoux des deux côtés de la tête au niveau des oreilles. Les bras sont derrière la tête de part et d'autre des cuisses.
- On obtient une extension plus poussée des longs extenseurs du dos et des muscles transversaux en posant les deux genoux d'un côté de la tête.

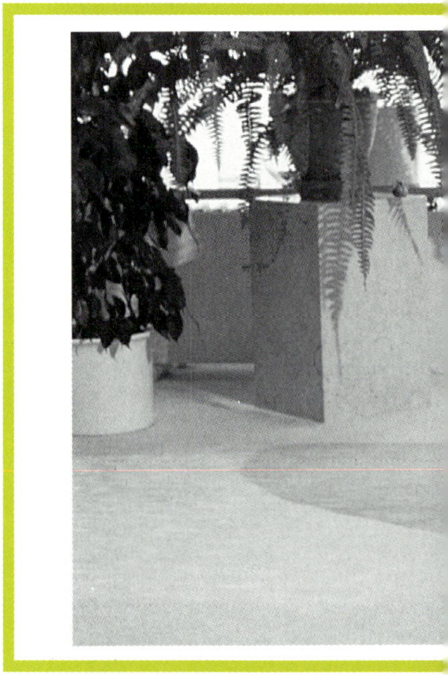

*Exercice 21 – Poser les jambes derrière la tête sur un support.*

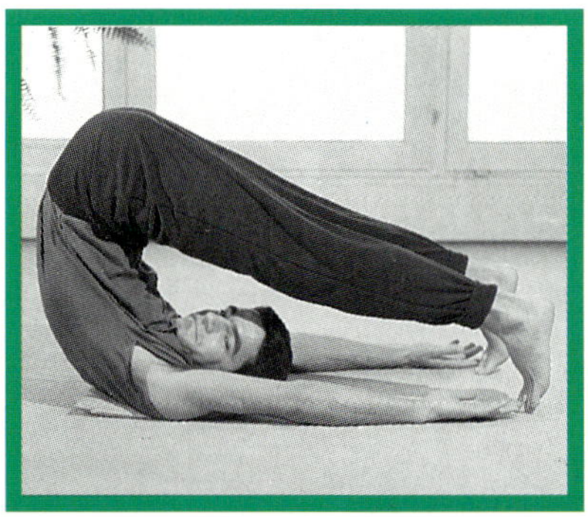

*Variante 21.1 – Poser les jambes derrière la tête sur le sol.*

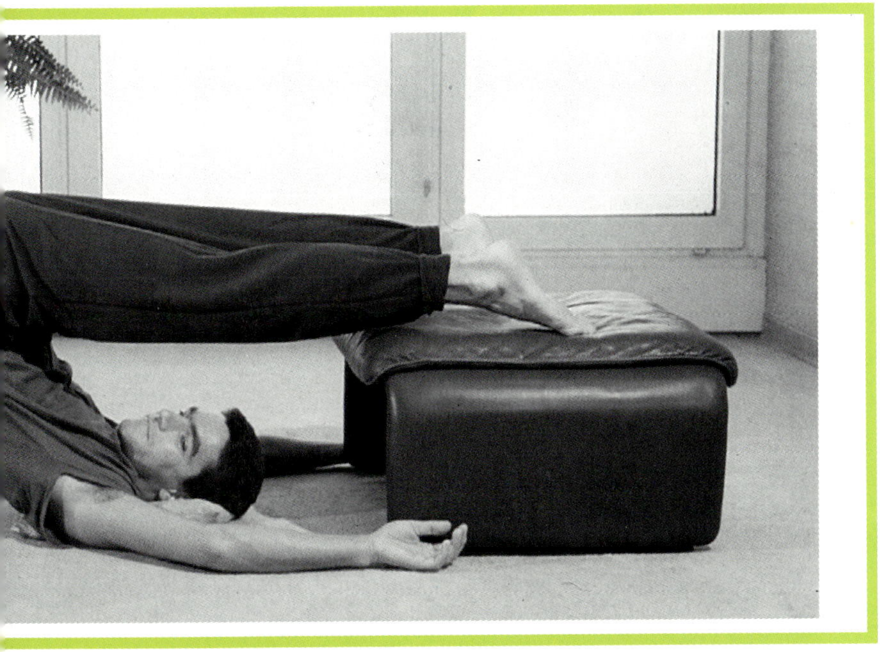

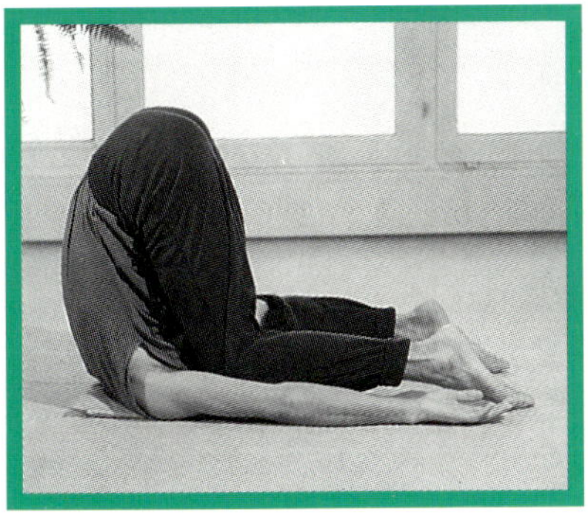

*Variante 21.2 – Poser les genoux des deux côtés de la tête.*

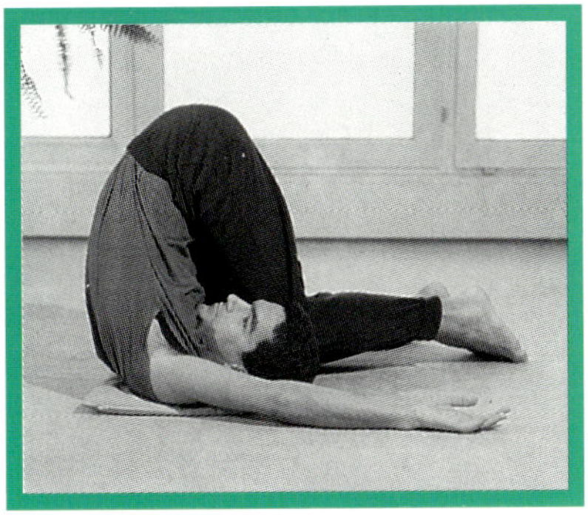

*Variante 21.3 – Renforcer l'extension d'un côté en posant les deux genoux du même côté de la tête.*

# MUSCULATURE DE LA PARTIE ANTÉRIEURE DU TRONC

**Exercice de base n° 22**
Position assise, sur un tabouret, un tas de coussins, un élément de plinthe ou autre. Tandis que les mains se tiennent à la bordure antérieure, se laisser lentement basculer en arrière de telle sorte que la tête aille toucher le sol. Une fois que l'on a trouvé une position agréable, étendre les bras, décontracter complètement et laisser tomber les épaules. On doit éprouver une agréable sensation de détente des muscles abdominaux et des viscères.

*Variante*
C'est sur le rebord du support que l'extension est la plus forte, suivez donc cette bordure et essayez différentes positions.

**Exercice de base n° 23**
Position allongée sur le ventre, mains en avant du corps dans le prolongement des épaules. Tendre progressivement les bras et rentrer légèrement la tête dans le cou de manière à éprouver une agréable sensation d'extension sur l'avant du tronc.

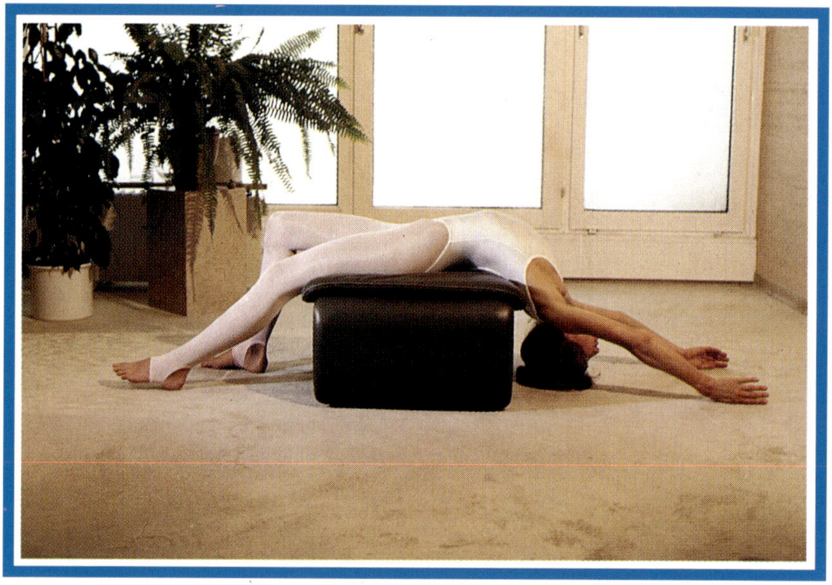

▲ *Exercice 22 – Position allongée sur le dos sur un support et extension de la partie antérieure.*

▼ *Exercice 23 – En position allongée sur le ventre, appui sur les bras tendus.*

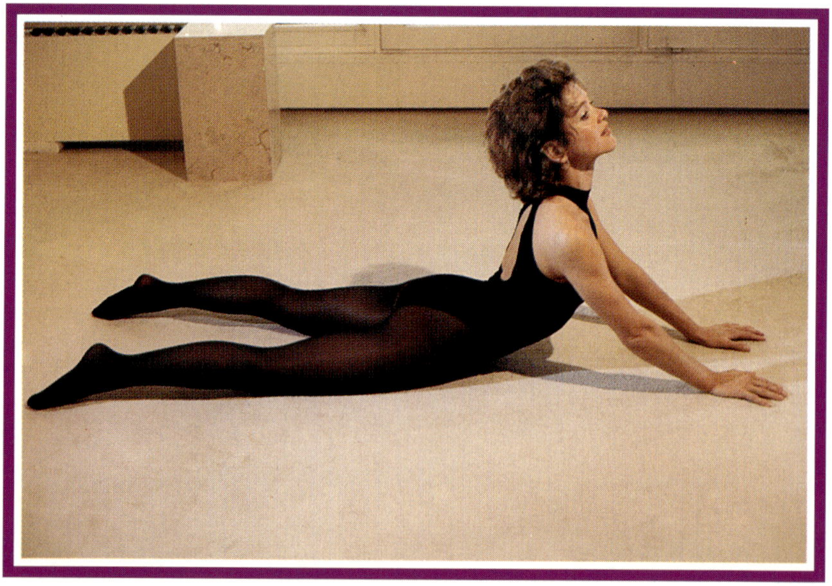

*Variante*
Dès que l'on a atteint une certaine souplesse de la région des reins, on peut redresser le haut du corps en appui sur les bras tendus. La surextension des hanches fait intervenir les extenseurs des hanches.

Cet exercice (appelé en yoga le cobra ou la position du serpent) est destiné à développer la souplesse de la colonne vertébrale. En outre, l'extension de la partie abdominale et la compression des organes situés à l'arrière fait que l'on attribue à cette position une vertu curative pour les troubles fonctionnels de cette région des viscères.

**Exercice de base n° 24**
Position à genoux, jambes à peu près dans le prolongement des hanches, rejeter le haut du corps en arrière et s'appuyer avec les mains sur les talons. Retenir la tête et, à l'exception des hanches, se projeter au maximum en avant jusqu'à ce que le corps forme un véritable arc et qu'une tension se fasse sentir dans la partie abdominale et dans les cuisses. Essayez de respirer très normalement. Ne pas contracter le visage et rester dans la position arquée.

Attention : ces exercices ne sont pas faits pour les personnes qui ont une colonne vertébrale fragile.

*Exercice 24 – Extension en arrière en position à genoux.*

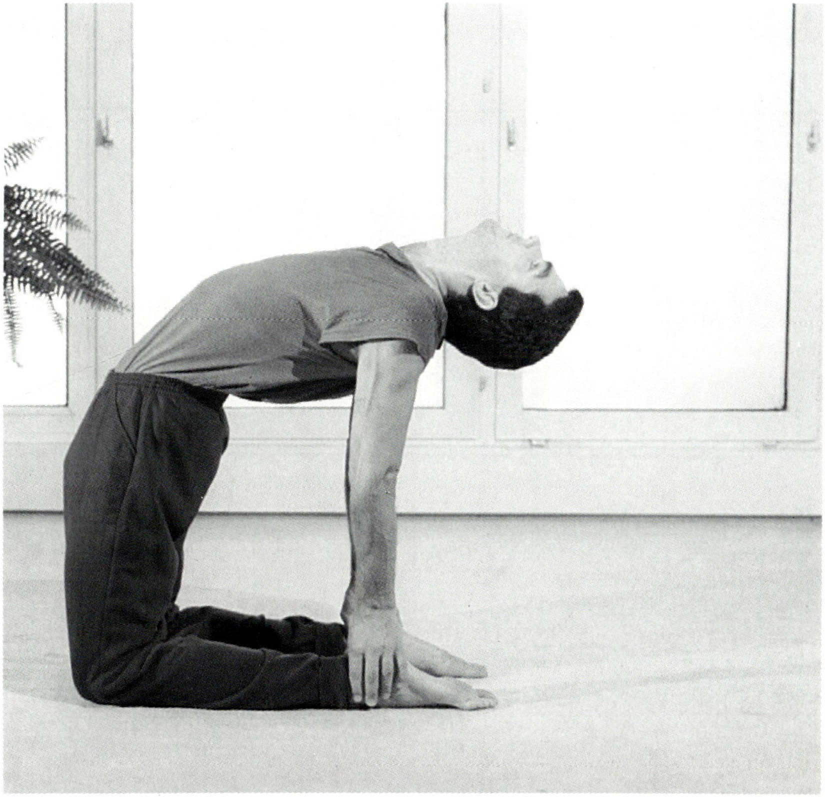

*Variantes*

- L'exercice est plus difficile à exécuter jambes serrées.
- Si l'on s'appuie des deux mains, au-delà des pieds, sur le sol, on obtient avant tout une tension des cuisses.

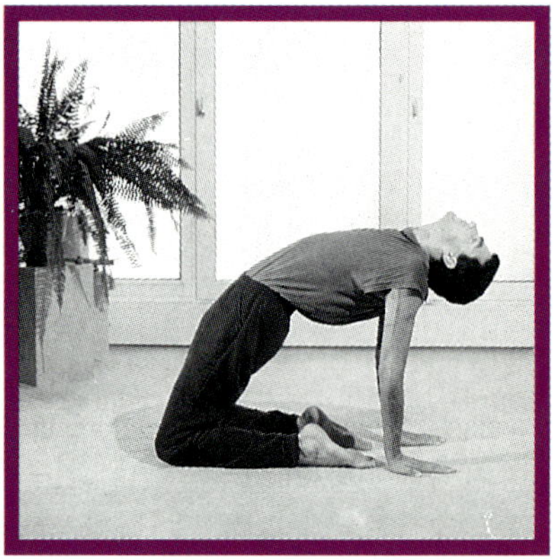

*Variante 24.1 – Appui des mains au-delà des pieds.*

- Là encore, on peut renforcer l'extension d'un côté en appuyant une main sur les talons tandis que l'autre est placée au-dessus de la tête. Selon le degré de souplesse, la main au sol s'appuie sur le talon le plus proche ou le plus éloigné.

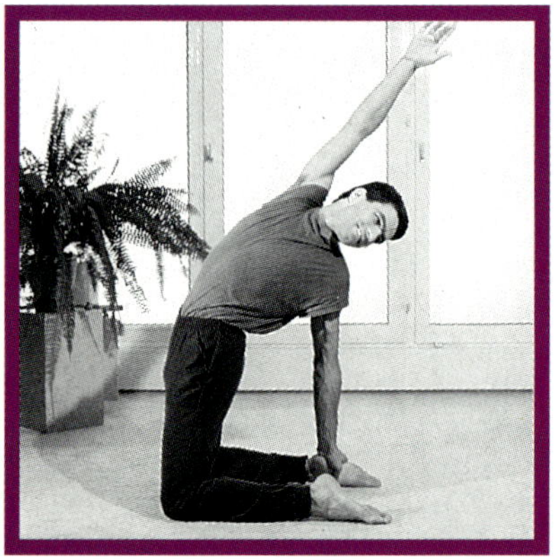

*Variante 24.2 – Renforcement de l'extension d'un côté par torsion du corps.*

**Exercice de base n° 25**

En position sur le dos, les fesses à environ 50 cm du mur, appuyer les jambes fléchies contre le mur, écartement à peu près égal à la largeur des hanches. En s'aidant des mains, qui soulèvent les fessiers ou même la région des reins, amener le corps en position d'extension, voire de surextension. Seule la nuque reste sur le sol. Pour ne pas blesser les vertèbres cervicales, il sera bon de faire reposer la tête et le cou sur un coussin. Revenir à la position de départ en déroulant lentement le cou, la poitrine et la colonne vertébrale jusqu'à son extrémité.

*Variante*

L'effet de la pesanteur sur les organes viscéraux est accentué si l'on se place plus près du mur et que le corps se rapproche davantage de la verticale.

L'effet positif de cet exercice réside dans le fait que les organes viscéraux sont attirés, du fait de la pesanteur, vers le diaphragme. Si vous exécutez en outre, dans cette position, un exercice de respiration abdominale, vous réalisez un excellent massage.

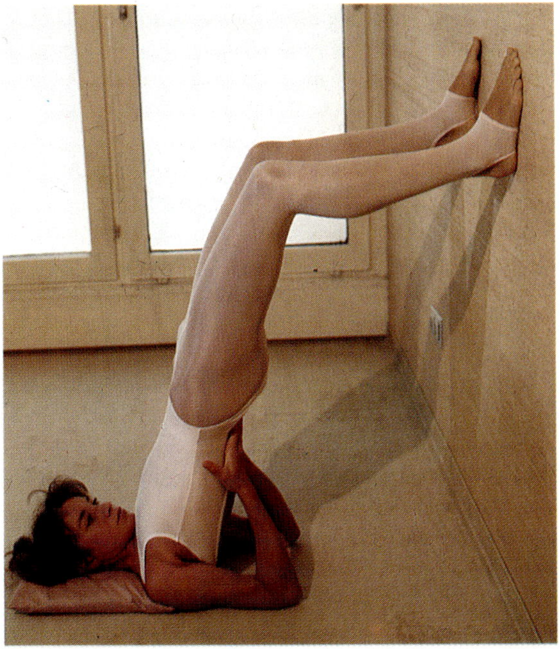

*Exercice 25 – Extension en position sur la nuque, pieds contre le mur.*

Par rapport à la chandelle classique, l'exercice que nous présentons a l'avantage que le soutien du mur permet de réduire l'investissement énergétique. Alors que les jambes ont sinon tendance à se « refermer », la position de surextension peut en l'occurrence être tenue assez longtemps.

Surtout pour les gymnastes déjà relativement avancés, qui ont atteint une certaine souplesse de la partie supérieure de la colonne vertébrale et de la ceinture scapulaire, le pont est un excellent exercice d'extension de l'ensemble de la musculature des jambes, du tronc et des épaules. Pour les débutants, c'est une simple performance et ce n'est pas un bon exercice de stretching ! Pour apprendre cet exercice, l'aide d'un partenaire est extrêmement précieuse. (Cf. Le stretching à deux, p. 81.)

**Exercice de base n° 26**

Le pont. Il importe pour cet exercice de tendre les bras à fond et de rentrer légèrement la tête dans les épaules, de manière à regarder ses mains. Les bouts de doigts sont vers les pieds, les plantes de pieds restent au sol. Si vous arrivez à respecter ces impératifs, essayez de tendre les jambes. La courbe de la colonne vertébrale est alors accentuée et déplacée vers la partie la plus haute de la cage thoracique où il y a plus d'espace pour une « lordose » ! L'objectif n'est donc pas de rapprocher à tout prix les pieds et les mains.

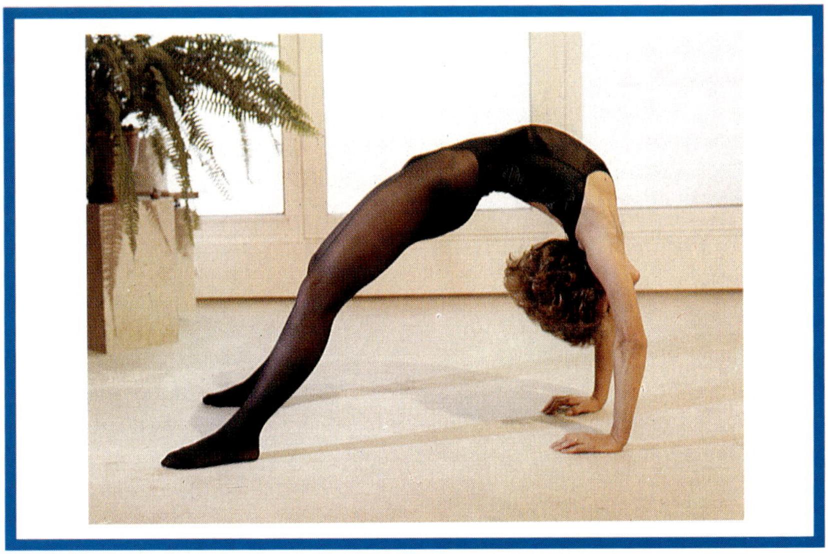

*Exercice 26 – Le pont, pour les gymnastes déjà expérimentés.*

## ENSEMBLE DE LA MUSCULATURE DU TRONC

Les exercices de torsion longitudinale de la colonne vertébrale peuvent avoir un effet préventif sur les contractures des muscles du bas du dos et de la cage thoracique. Il faut veiller dans tous ces exercices à ce que la colonne vertébrale soit toujours très droite au départ. Cela vaut en particulier pour les exercices en position assise. Il importe également que la position soit prise très lentement en bougeant une vertèbre après l'autre. Commencez par la région des reins et remontez tout le long de la colonne vertébrale jusqu'aux vertèbres cervicales où le mouvement se termine par un mouvement de la tête.

**Exercice de base n° 27**
En position jambes écartées, tronc fléchi en avant, aller toucher le talon droit de la main gauche. Le mouvement est complété par le bras droit qui se déplace vers l'oblique arrière, la tête tourne sur la droite, regard vers la main droite.

*Variante*
Varier l'écartement des jambes selon le degré de souplesse individuelle, on peut ainsi faire intervenir l'extension des muscles postérieurs et des muscles internes de la jambe.

*Exercice 27 – Torsion du buste, tronc fléchi en avant.*

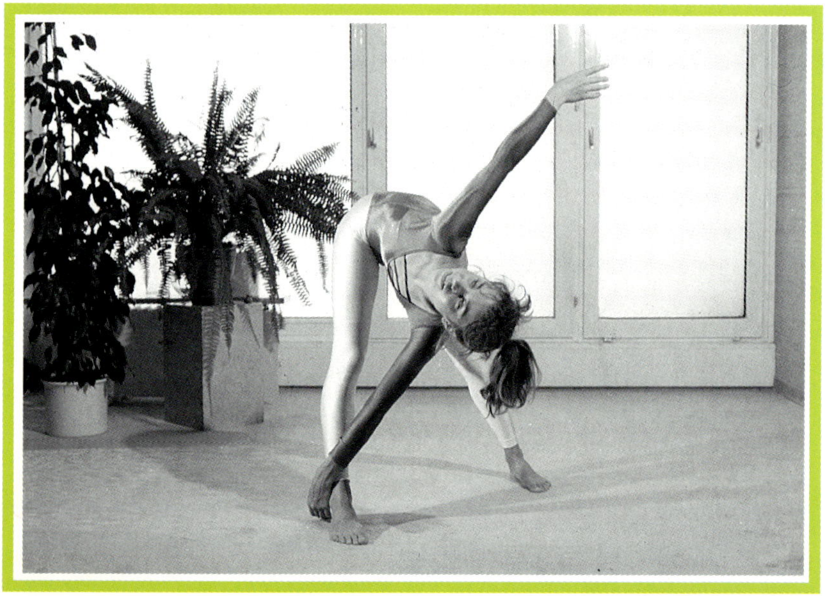

**Exercice de base n° 28**
En position à genoux, s'asseoir sur la droite de ses jambes de telle sorte que les deux fesses soient en contact avec le sol. La main gauche tient le genou droit et aide à une lente torsion du buste vers la droite en faisant tourner sur la droite, successivement, les vertèbres du bas du dos, du haut du dos et les vertèbres cervicales. Fixer la position en repoussant la main droite loin derrière son dos en appui sur le sol, la main gauche se glisse sous le genou. Chercher un point à fixer du regard, respirer profondément et rester dans cette position.

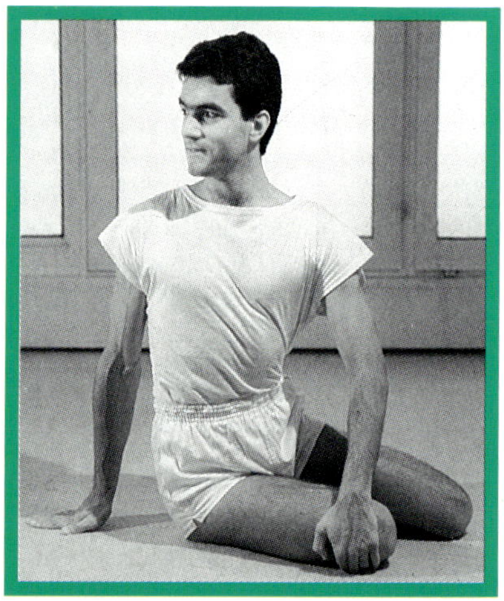

*Exercice 28 – Torsion de la colonne vertébrale, en position assise, jambes fléchies sur le côté.*

*Variantes*

- Lorsque vous vous êtes relativement accoutumé à cette position, essayez d'attraper de la main droite votre bras gauche.

*Variante 28 – Fixer la position en attrapant un bras de la main opposée, derrière le dos.*

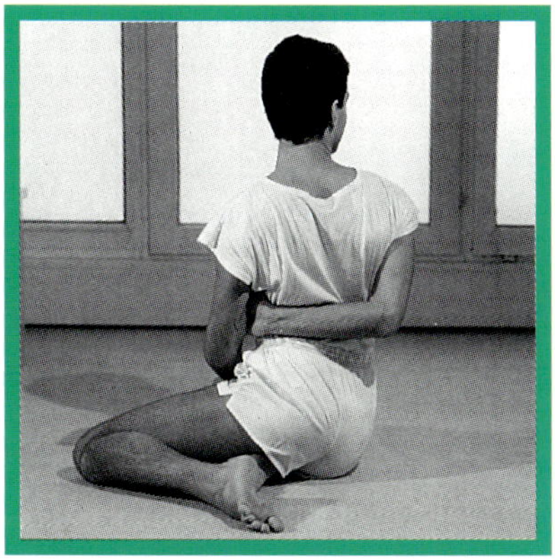

- A partir de cette position de torsion de la colonne vertébrale, on peut encore pencher le tronc en avant. L'extension se ressent alors au niveau des muscles transversaux du dos.

Si vous ne pouvez pas prendre cette position sans contractures, l'exercice n'a plus de sens. Ici comme ailleurs, s'applique la même règle : il vaut mieux poursuivre plus longtemps un exercice de base que supporter des douleurs inutiles.

**Exercice de base n° 29**

En position à quatre pattes, dos plat, le bras droit s'étire très loin sur la gauche de telle sorte que l'épaule droite repose sur le sol, la tête est décontractée sur le côté. Le bras gauche tendu tire vers l'arrière pour parachever la torsion du corps.

*Variante*

Le bras droit passe entre les genoux et s'étire le plus loin possible vers l'arrière jusqu'à ce que l'épaule droite touche le sol. Le bras gauche est posé au sol derrière le dos. Pour rétablir l'équilibre, la jambe gauche se tend en arrière.

Cette position permet l'extension optimale du grand extenseur du dos et de la musculature scapulaire.

*Exercice 29 – Torsion de la colonne vertébrale à partir des épaules.*

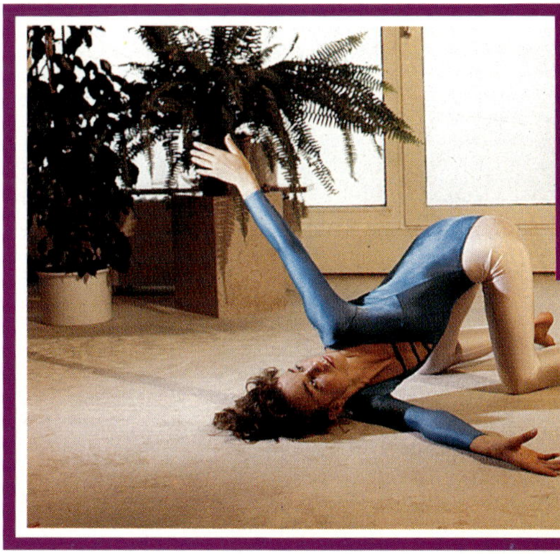

*Variante 29 – L'épaule tire vers les genoux.*

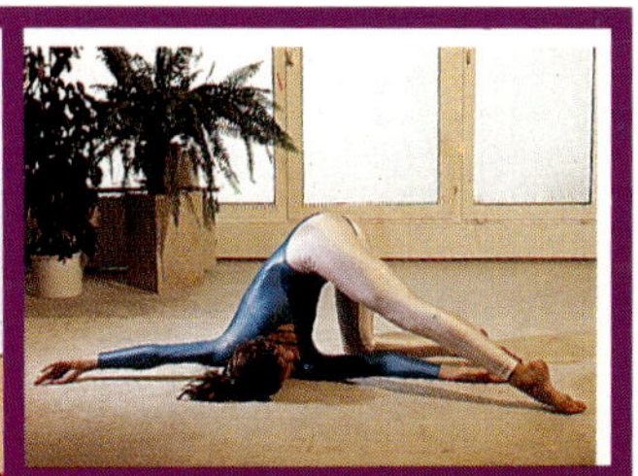

**Exercice de base n° 30**
Position assise, jambes tendues. La jambe gauche est fléchie et retirée jusqu'au niveau des fesses. La plante du pied repose entièrement sur le sol. Par une torsion du tronc, le bras tire loin en arrière du corps et va s'appuyer sur le sol. Essayer de conserver la colonne vertébrale à la verticale. Fixer la position en appuyant la face externe du bras droit contre le genoux gauche, la main droite tenant le pied gauche. Tourner la tête à gauche pour terminer le mouvement.

Cette extension fait partie des exercices classiques de yoga. On lui attribue une forte vertu curative pour les maux du dos du fait de la torsion de la colonne vertébrale. En outre, il serait bénéfique contre les rhumatismes, les affections de la vessie et du foie.

*Variantes*

- On obtient une plus grande unité de tout le corps avec la position de jambes suivante : la jambe gauche fléchie est croisée par-dessus la jambe droite, la jambe droite est fléchie de telle sorte que le talon vienne toucher les fesses. Il faut veiller à ce que la hanche gauche se soulève le moins possible. Comme dans l'exercice de base, la torsion du corps est renforcée par la pression du bras contre le genou.

- Accrocher de la main gauche, derrière le dos, le bras droit, ou si vous n'y réussissez pas, posez la main sur la cuisse. Poser la hanche droite au sol et ne tourner vraiment que la colonne vertébrale.

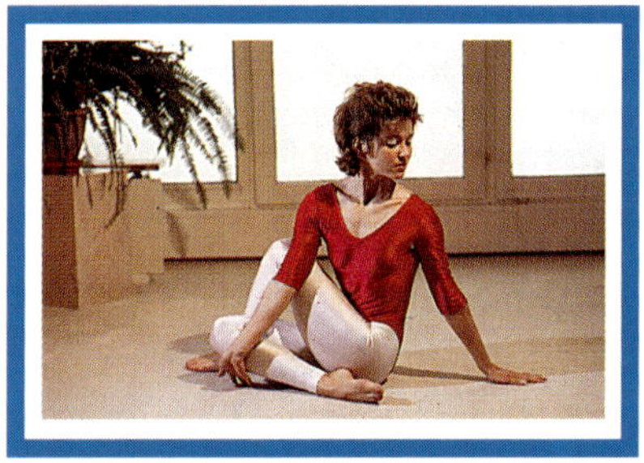

*Variante 30 – Torsion de la colonne vertébrale en position assise, jambes croisées fléchies.*

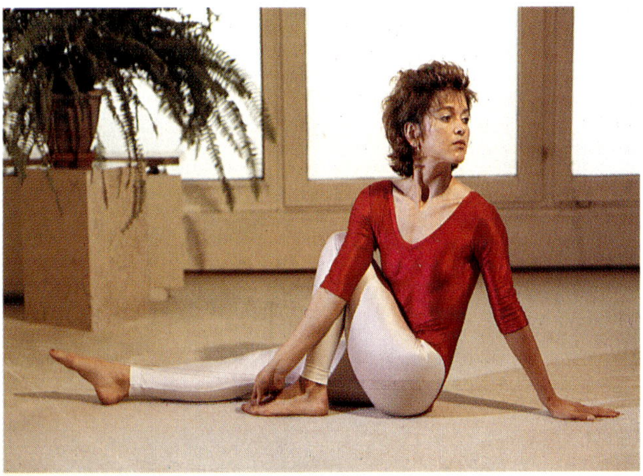

*Exercice 30 – Torsion de la colonne vertébrale en position assise, une jambe tendue.*

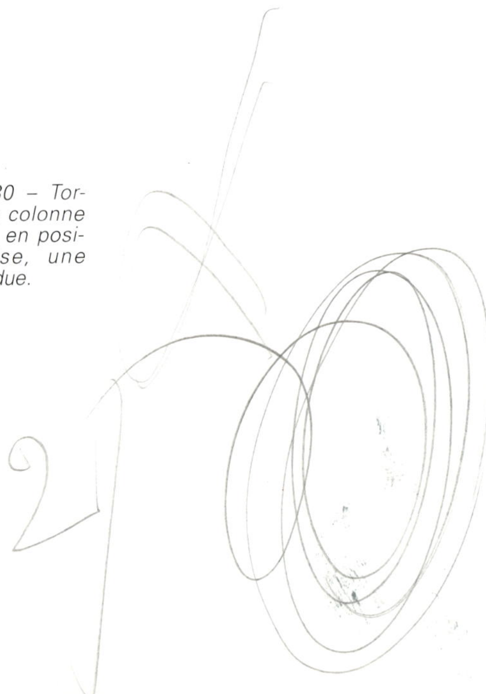

Les capacités d'extension des muscles antérieurs, internes et postérieurs des cuisses et des jambes sont trop souvent très restreintes. Les muscles internes et postérieurs sont raccourcis chez beaucoup d'entre nous, ce qui explique que cette série d'exercices soit ressentie comme la plus difficile. La mobilité des hanches est pourtant la condition *sine qua non* d'une coordination complète des mouvements de marche et de course, d'une bonne position du bassin et enfin d'une bonne tenue générale. Le fait que la grande majorité des déchirures surviennent chez les sportifs au niveau de la cuisse ne fait que confirmer une fois de plus que cette zone ne doit pas être négligée. Les hommes auront d'une façon générale plus de difficulté à exécuter ces exercices que les femmes car leur articulation de la hanche est construite autrement que celle des femmes. Mais tous les gymnastes savent que l'exercice permet de grands progrès en la matière.

# MUSCLES ANTÉRIEURS DE LA CUISSE

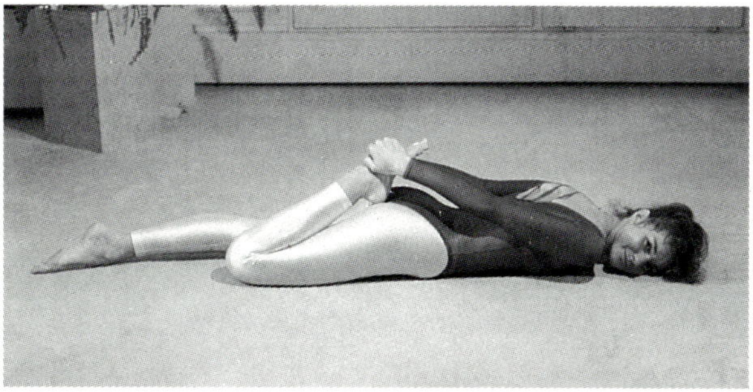

**Exercice de base n° 31**
En position allongée sur le ventre, replier une jambe en arrière, attraper la cheville à deux mains. Poser la tête décontractée sur le côté et renforcer l'extension selon les possibilités individuelles. Comme exercice préparatoire, on peut attraper le pied d'une seule main.

*Exercice 31*
*Jambe repliée en arrière, en position allongée sur le ventre.*

*Variante 31 – Renforcer l'extension en redressant le haut du corps.*

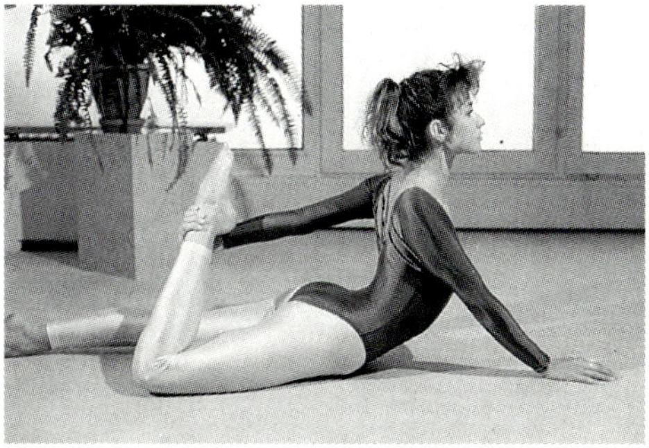

*Variante*
La main gauche attrape la cheville droite et tire la jambe et le haut du tronc le plus haut possible. Le bras droit est en appui et permet ainsi une décontraction.

**Exercice de base n° 32**
A partir de la position assise sur les talons, tendre une jambe le plus loin possible en arrière, la cheville collée au sol et les fesses sur le talon de la jambe repliée. Les mains sont en appui sur le genou avant. Sentir l'extension sur la face antérieure de la jambe en redressant le corps. Vous percevez aussi l'extension au niveau de l'aisne. Veiller à ce que la hanche ne se soulève pas.

*Exercice 32 – Extension du muscle antérieur de la jambe tendue.*

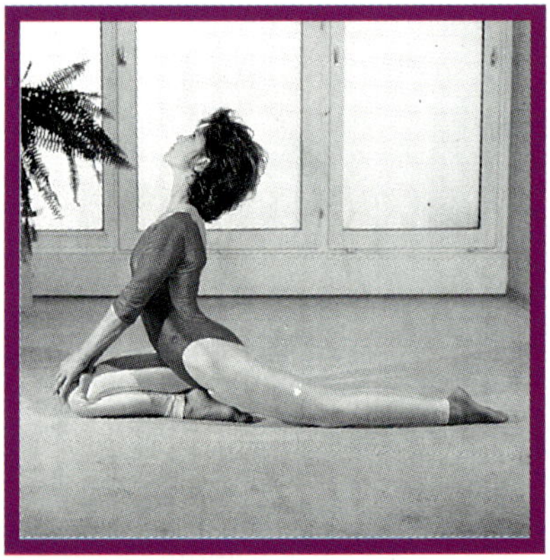

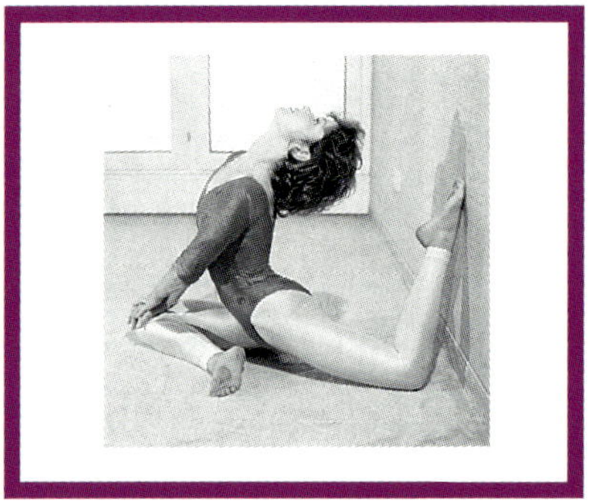

*Variante 32 – Jambe arrière repliée contre le mur.*

*Variantes*

- L'exercice devient plus difficile si la jambe fléchie est croisée devant le corps, car il s'y ajoute alors une forte extension des muscles fessiers.

- En repliant la jambe arrière contre un mur, vous augmenterez considérablement l'extension du muscle antérieur de la cuisse.

**Exercice de base n° 33**
En Position allongée sur le dos, replier les deux jambes écartées d'un peu plus que la largeur des hanches, les deux genoux sont posés du côté droit. La cheville gauche est tendue et la main gauche la tire vers les fesses. Rester dans une position d'extension agréable.

*Variante*
L'exercice devient nettement plus difficile lorsqu'il implique l'extension des deux jambes : à cet effet, rejeter le corps en arrière à partir de la position assise entre les talons. Les bras s'appuient d'abord au sol et reculent en tâtonnant. Il suffit au départ d'arriver en appui sur les coudes. Par la suite, vous arriverez à poser les épaules au sol. Les mains tiennent les talons et les rapprochent des fesses. Rester allongé un certain temps lorsque les muscles des jambes et les muscles abdominaux sont entièrement décontractés.

Dans cet exercice d'extension d'un niveau déjà assez avancé, il faut que la musculature soit bien préparée et décontractée au maximum. Ne jamais exécuter l'exercice brutalement si l'on ne veut pas imposer une trop lourde charge aux articulations du genou.

*Attention :* éviter l'exercice si l'on a des problèmes de genoux.

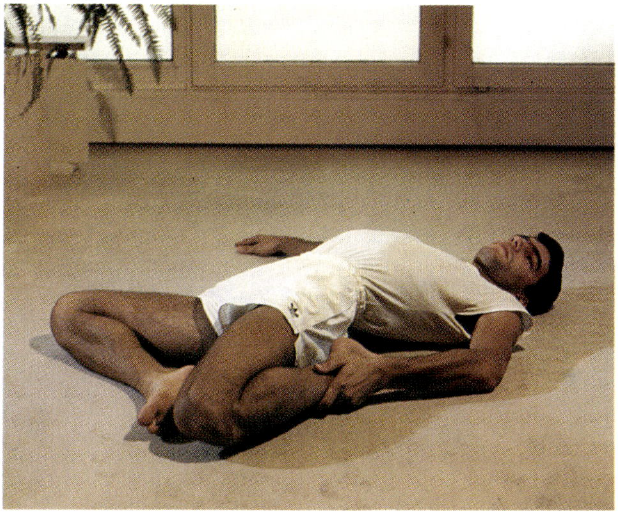

*Exercice 33 Extension d'une jambe repliée, en position sur le dos.*

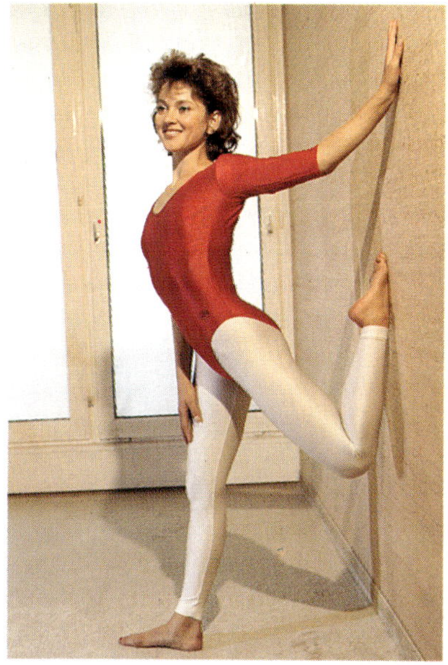

*Exercice 34 – Jambe repliée contre un mur.*

**Exercice de base n° 34**
Dos au mur, à une distance d'une longueur de bras. Replier la jambe gauche en arrière et l'appuyer contre le mur. L'exercice est plus facile si l'on prend appui du bras droit. En gardant le tronc entièrement droit, ressentir la tension en redressant le bassin et rester décontracté dans cette position.

*Variantes*

- Cet exercice peut être simplifié ou, au contraire, compliqué selon la hauteur du pied placé en arrière.
- Les gymnastes plus avancés peuvent aussi exécuter cet exercice d'extension en l'absence de mur. En dépit des exigences d'équilibre, il ne devrait pas entraîner de crispation excessive. En abaissant lentement le tronc, on peut pousser l'exercice jusqu'au grand écart sur une jambe.

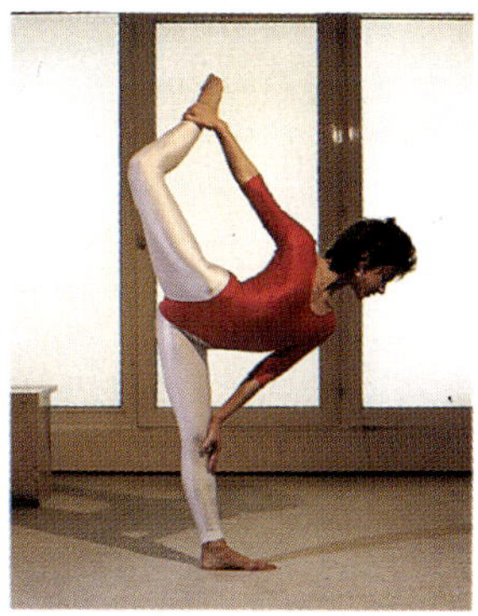

*Variante 34 – Tirer sur la jambe jusqu'au grand écart sur une jambe.*

**Exercice de base n° 35**

A genou sur la jambe gauche, jambe droite fléchie très en avant du corps. Abaisser les hanches pour augmenter l'écart, ressentir la tension sur les hanches et les muscles antérieurs des cuisses. Le corps est droit, la cuisse de la jambe droite à peu près à l'horizontale.

*Variantes*

- En rejetant le bras gauche tendu en arrière, on étend l'extension à tout le côté gauche.
- En large fente avant, les deux mains sont posées sur le sol à l'intérieur de la jambe avant, ouverte au niveau de l'articulation de la hanche. L'extension s'étend ainsi à d'autres muscles, en particulier les muscles postérieurs de la jambe.

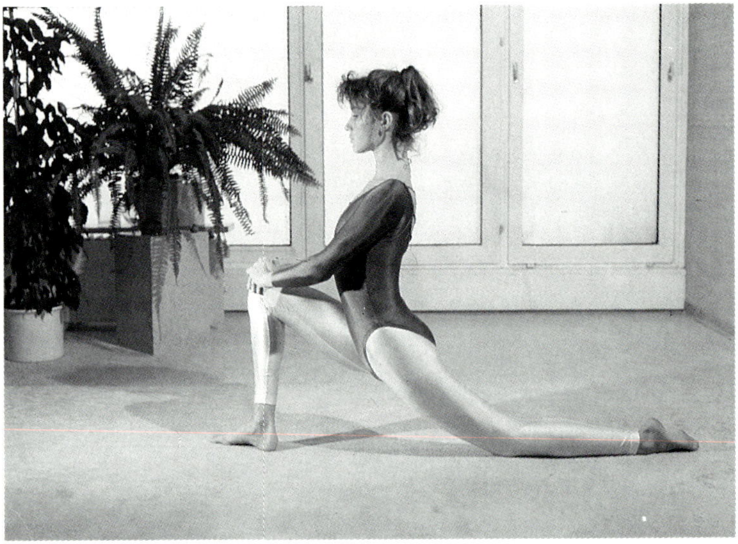

*Exercice 35 – Grande fente avant, genou arrière au sol.*

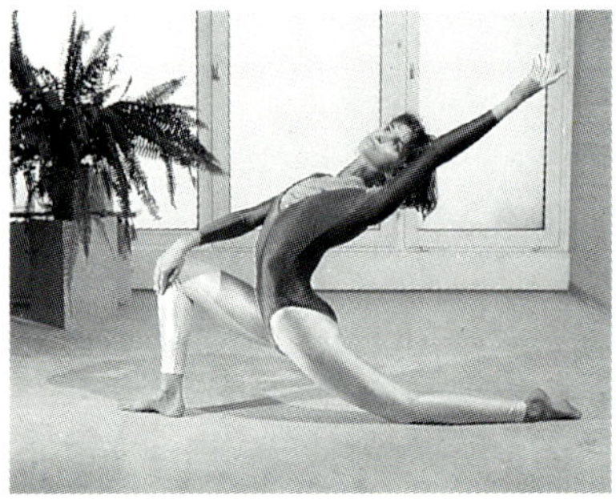

*Variante 35.1 – Renforcement de l'extension par le mouvement du bras gauche en arrière.*

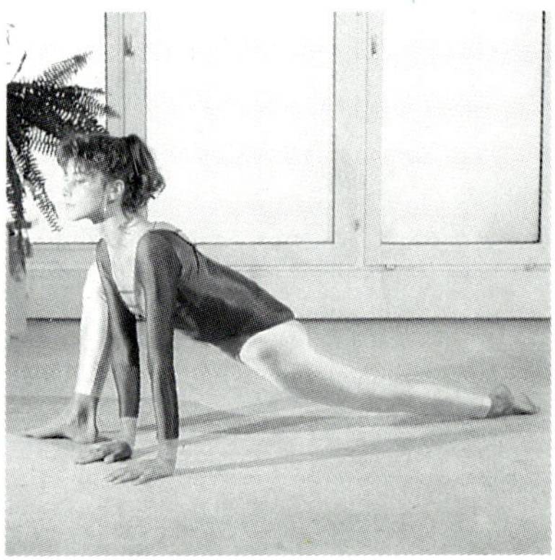

*Variante 35.2 – Ouverture de la jambe avant au niveau de la hanche.*

• En essayant prudemment de tendre la jambe placée en avant on approche du grand écart.

Ne vous exercez vraiment à faire le grand écart que lorsque vous êtes tout à fait échauffé et que vous avez fait un grand nombre d'autres exercices d'extension des muscles internes et des muscles postérieurs de la jambe. Même les danseurs et les acrobates professionnels doivent s'assouplir à chaque séance !

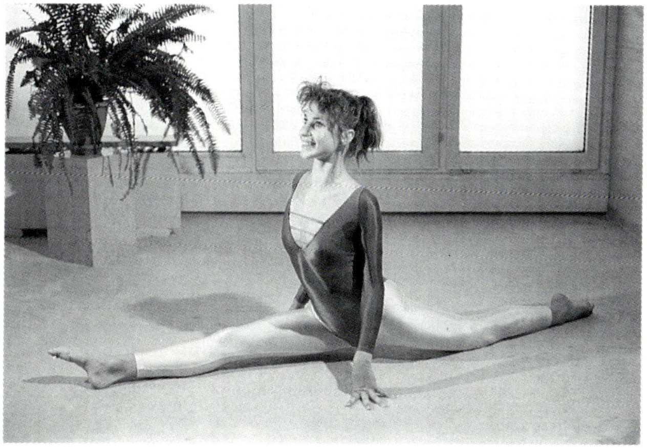

*Variante 35.3 – Agrandir la fente jusqu'au grand écart.*

# MUSCLES INTERNES DE LA CUISSE

**Exercice de base n° 36**
Position assise les deux jambes fléchies sur les côtés, plantes des pieds l'une contre l'autre. Les deux mains attrapent les pieds et les retirent vers les fesses. Le corps doit rester le plus droit possible tandis que les mains appuient sur les deux genoux écartés.

*Exercice 36 – Appuyer sur les genoux et retirer les pieds vers soi.*

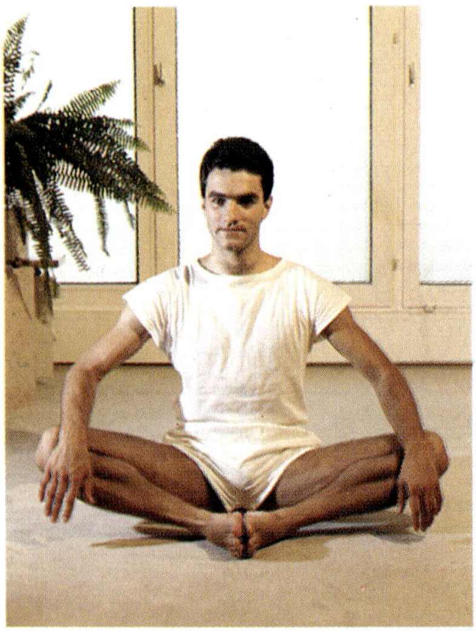

*Variante*
Les mains tiennent les pieds et tirent sur le haut du corps qui s'incline en avant. Essayer de porter la tête le plus loin possible en avant – sans l'abaisser – sans quoi vous obtenez un travail des extenseurs du dos et l'exercice devient identique à l'exercice de base n° 24.

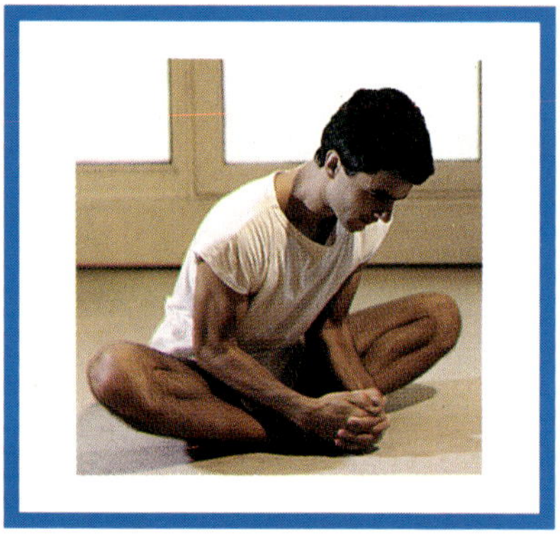

*Variante 36 – Flexion du tronc en avant.*

**Exercice de base n° 37**
Grand pas sur le côté, une jambe fléchie jusqu'à ce que vous ressentiez une tension à l'intérieur du muscle de la jambe en extension. Rester dans cette position, mains posées sur la jambe fléchie, sans pencher le haut du corps trop en avant, ni trop l'appuyer.

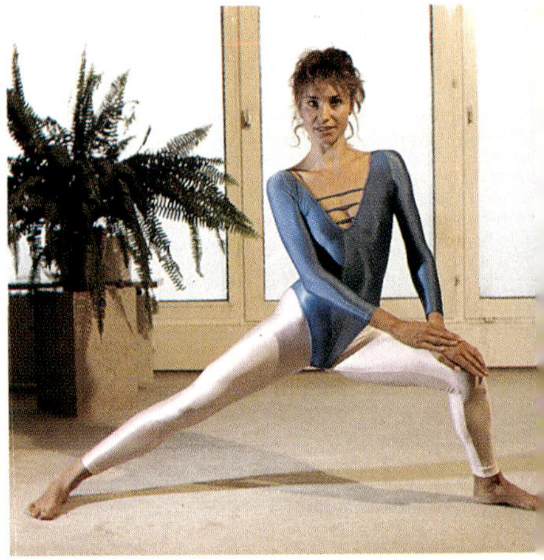

*Exercice 37 – Grand pas sur le côté.*

*Variante*
Jambe tendue ouverte, autrement dit pointe de pied tournée vers le haut, de manière à étirer aussi le muscle postérieur de la cuisse. Les fesses descendent le plus bas possible.

*Variante 37 – Jambe tendue « ouverte » sur le côté.* ▶

L'expression « hanche ouverte » est empruntée à la danse et à la gymnastique. Elle désigne une torsion de la jambe vers l'extérieur à partir de l'articulation de la hanche. En position debout, cette disposition assure une plus grande mobilité de la jambe, mobilité essentielle en danse classique.

Dans le domaine du stretching, les positions « fermées » ou « ouvertes » correspondent à deux modes d'extension.

**Exercice de base n° 38**
Position debout, de côté par rapport à un support à hauteur des hanches (table, barreau d'espaliers, etc.). Une jambe « ouverte », le talon posé sur le support. Les fesses doivent rester au-dessus de la jambe d'appui et ne pas se déplacer vers l'arrière. Appuyer sensiblement sur l'articulation de la jambe levée, de manière à sentir l'extension sur la face interne de la cuisse. Pencher lentement le tronc sur le côté. Comme précédemment, le corps doit entièrement rester en position frontale.

*Variante*
Pour renforcer l'extension, fléchir la jambe d'appui.

**Exercice de base n° 39**
En position sur le dos, fesses contre un mur. Ecarter les jambes tendues et exercer avec les mains de légères pressions vers le bas sur la face interne des cuisses. La tête et le tronc restent décontractés au sol.

Le mur sert d'accessoire de soutien et permet de vérifier que les hanches restent bien à angle droit. A partir du moment où vous ressentez bien l'exercice et où vous pouvez tenir la position sans contracter exagérément les muscles abdominaux, vous pouvez aussi effectuer cet exercice d'extension sans appui au mur.

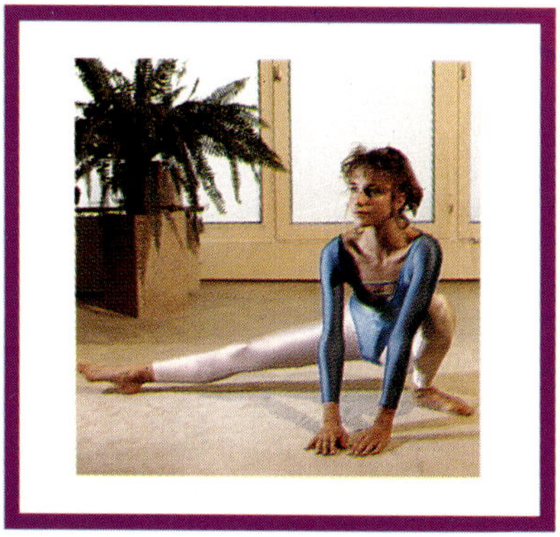

*Exercice 38 – Flexion du corps vers la jambe levée tendue.*

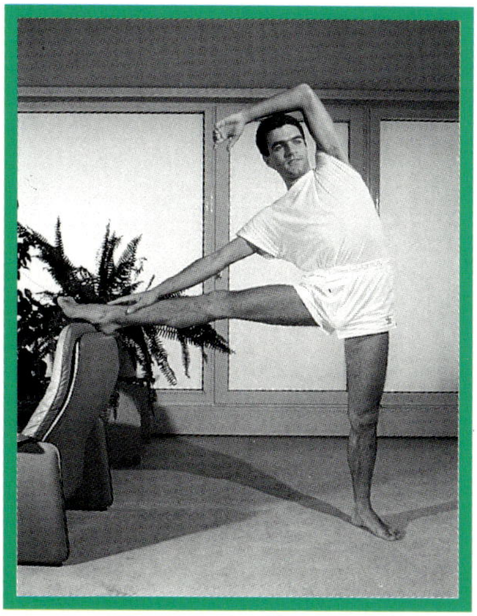

*Exercice 39 – Sur le dos, écartement des jambes contre le mur.*

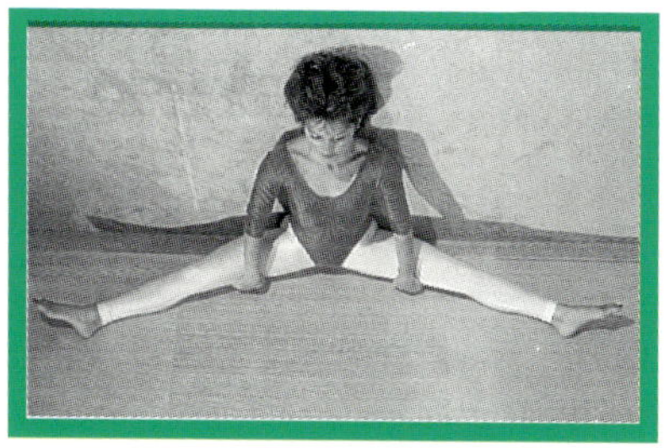

## Exercice de base n° 40

Couché sur le dos, replier les deux jambes vers soi et attraper les talons de l'intérieur. Tendre lentement les jambes sans se crisper. Plus on peut tirer sur l'articulation de la hanche plus les fesses restent collées au sol. Comme exercice préparatoire, tendre d'abord une seule jambe.

*Exercice 40 – Sur le dos, écart des jambes tendues en tirant sur les talons.*

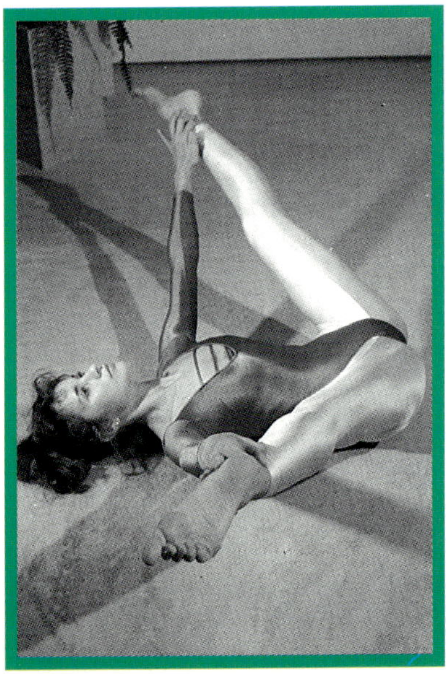

## Exercice de base n° 41

Position jambes écartées, pointes de pieds tournées vers l'extérieur, le tronc se penche en avant et vient se placer en appui sur les mains. Augmenter lentement l'écartement des jambes de manière à sentir l'extension dans les muscles internes de la cuisse. On peut contrôler la pression sur l'écart en déplaçant le poids du corps sur les mains.

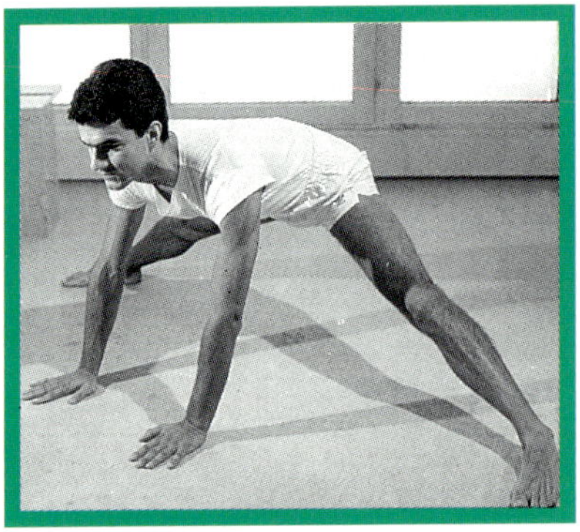

*Exercice 41 – Jambes écartées en appui sur les mains, dos plat.*

## Exercice de base n° 42

En position assise jambes écartées, les jambes sont entièrement tendues et « ouvertes » au niveau de la hanche de telle sorte que les pointes de pieds soient tournées vers le haut. Etirer le corps et commencer ensuite une flexion en avant, en avançant les bras sur le sol ; rester dans cette position.

*Variantes*

- La position assise jambes écartées peut aussi être couplée avec une flexion du corps sur le côté. Essayez, avec le bras gauche passé par dessus la tête, d'attraper la pointe du pied droit. Le bras droit est posé sur la cuisse gauche.
- Dos droit, lente torsion du tronc vers une jambe et flexion en avant. Les coudes essaient d'entourer le genou.

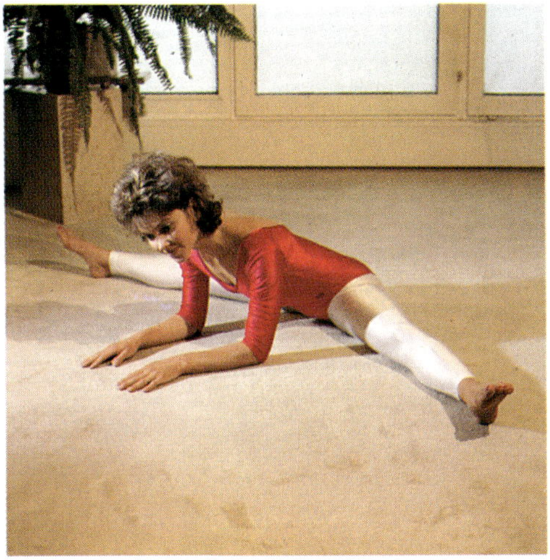

*Exercice 42 – Flexion du tronc en avant, jambes largement écartées.*

*Variante 42.1 – Profonde flexion du tronc sur le côté, position assise jambes écartées.*

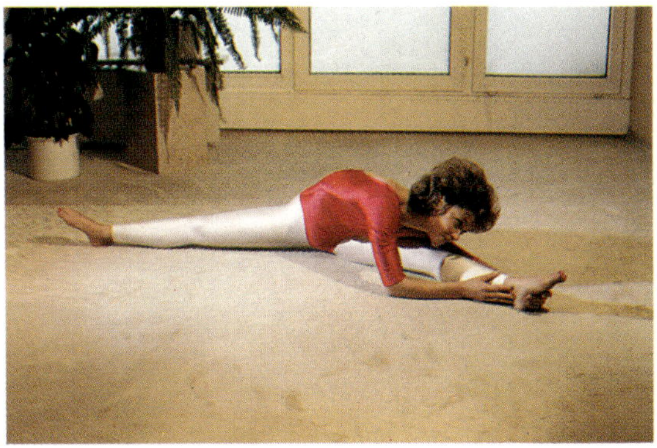

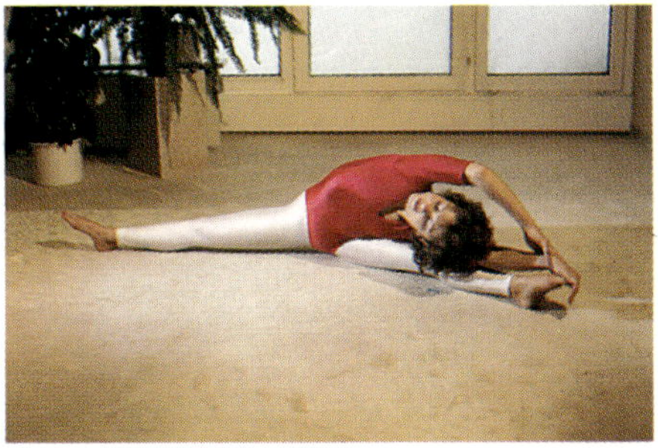

*Variante 42.2 – Torsion et flexion du corps sur la jambe.*

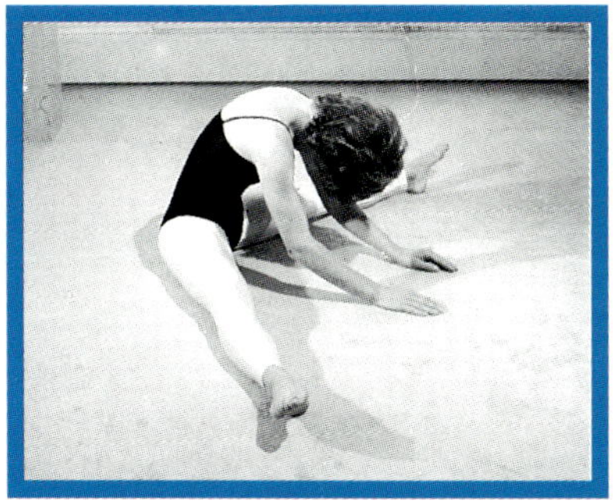

Ne trichez pas, en ce qui concerne la flexion du tronc vers l'avant, en penchant la tête. Vous n'obtiendrez ainsi qu'un arrondissement du dos ; la position du bassin reste la même et il n'y a pas d'extension supplémentaire au niveau des jambes (voir ci-dessus). L'objectif est d'arriver à tourner entièrement l'articulation de la hanche, même si cela demande très longtemps. Afin de résoudre ce problème, pour beaucoup insoluble au départ, l'aide d'un partenaire sera de la plus grand utilité. Celui-ci appuie légèrement des deux mains dans le bas du dos (ci-dessous). Si vous vous entraînez tout seul, essayez d'imaginer qu'un fil, fixé au nombril vous tire vers le bas.

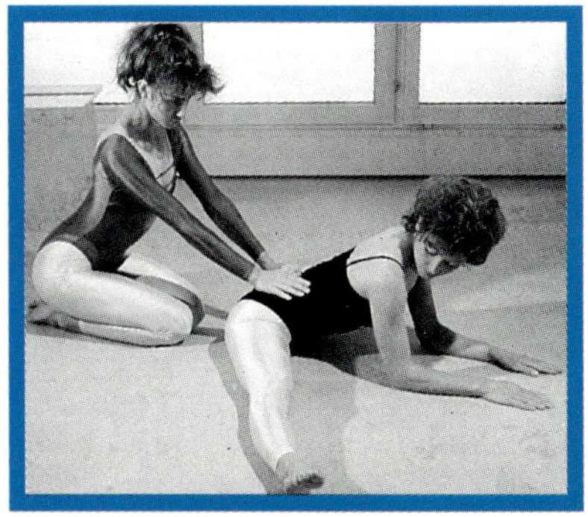

# MUSCLES DE LA JAMBE

**Exercice de base n° 43**
En position décontractée sur le dos, replier la jambe gauche et la croiser par dessus la jambe droite tendue, pour aller la poser sur le côté. La main droite tire le genou gauche vers le sol jusqu'à ce que l'on ressente une tension dans les muscles de la cuisse et les fessiers. Luttez contre une torsion du tronc et veillez à ce que les deux épaules restent en contact avec le sol.

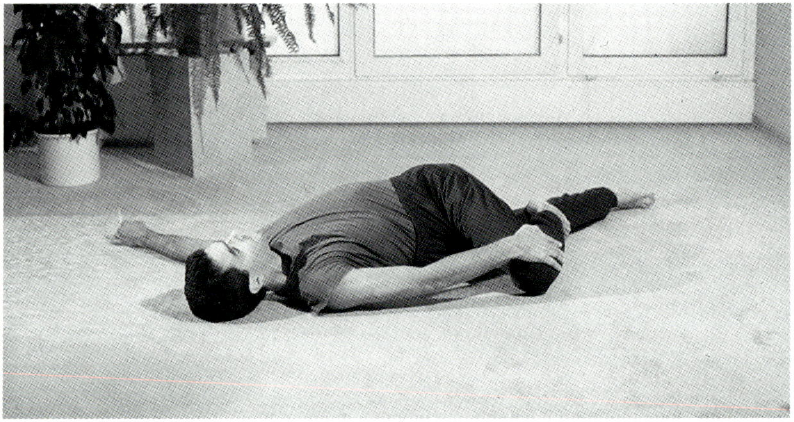

*Exercice 43 – Extension des muscles fessiers et des muscles des jambes, en appuyant les genoux vers le sol.*

*Variante*
L'exercice devient un peu plus difficile lorsque la jambe gauche est croisée tendue par dessus la jambe droite. Elle doit se trouver à peu près à angle droit avec le corps.

**Exercice de base n° 44**
En position jambes écartées, fléchir le tronc en avant, les mains viennent se placer derrière les genoux ou les mollets. En s'aidant des mains, tirer le corps vers les jambes. Si vous gardez les genoux entièrement tendus, vous ressentez l'extension des muscles fessiers et des muscles postérieurs de la cuisse et de la jambe.

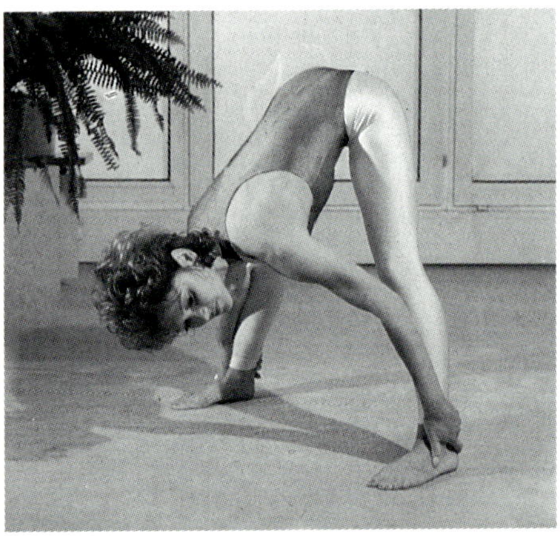

*Exercice 44 – Flexion du tronc en avant, jambes écartées.*

*Variantes*

- Vous renforcez l'extension d'un côté si vous prenez un seul mollet des deux mains et que vous tirez le tronc vers cette jambe. Essayez de toucher la jambe non pas avec la tête mais avec le ventre.
- On renforce l'extension en tendant les bras vers l'arrière entre les jambes. Lorsque vous arrivez à une sentation d'extension agréable, posez les paumes des mains au sol. Laisser pendre la tête et les épaules très lourdement et se concentrer sur l'extension.
- Cette position peut être associée à une extension des épaules si les bras passent croisés derrière les jambes et tirent, comme précédemment, le corps en arrière. Cette formule requiert toutefois une grande souplesse.
- L'exercice prend une allure acrobatique lorsqu'on réussit à passer tout le haut du corps entre les jambes. Il faut pour cela que les bras passent entre les jambes fléchies jusqu'à ce que les coudes se trouvent au creux des genoux. A partir de là, poser les mains sur les fesses et tendre lentement les jambes.

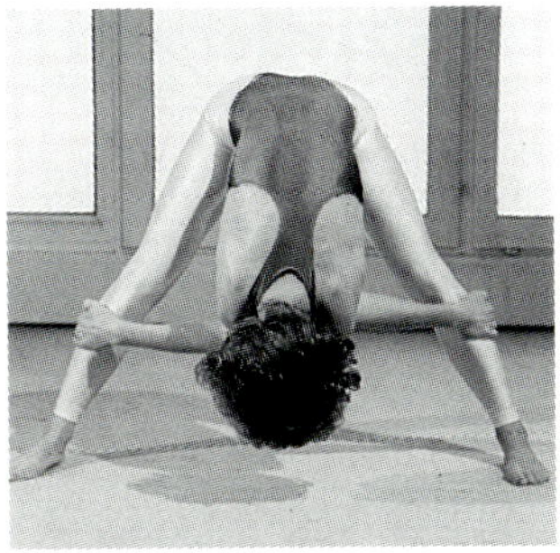

*Variante 44.1 – Flexion du tronc en avant, bras croisés entre les jambes écartées.*

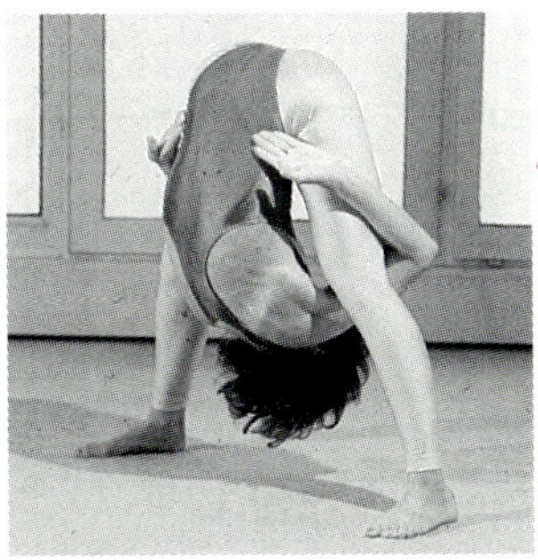

*Variante 44.2 – Version acrobatique, pour les plus avancés.*

**Exercice de base n° 45**

Jambes jointes, « fermées », flexion du tronc en avant. Sans faire d'effort pour tirer le tronc vers le bas, laissez agir la pesanteur en faisant pendre la tête, les épaules et les bras. Céder à cette impression de pesanteur jusqu'à ce que la tension des cuisses oppose une résistance. Si possible réussir à poser les paumes des mains sur le côté ou même en arrière des pieds, sur le sol.

*Variantes*

- Les mains prennent appui sur les genoux, le dos est étiré. Sentir l'extension de la musculature postérieure de la jambe en basculant le bassin.
- Si vous croisez les jambes serrées, l'extension est encore plus sensible dans la jambe arrière.

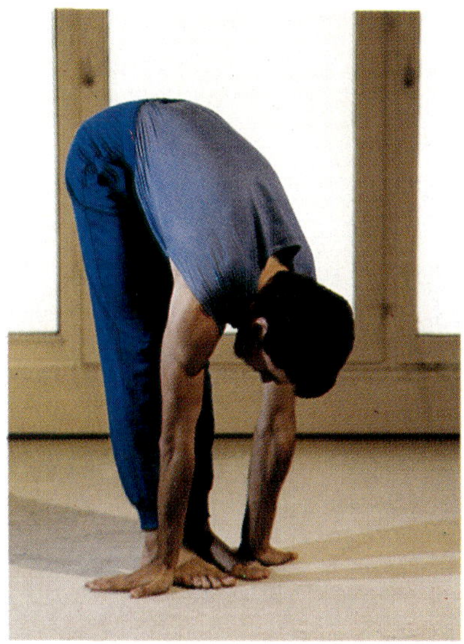

*Exercice 45 – Flexion du tronc en avant ▶ jambes jointes tendues.*

**Exercice de base n° 46**

Jambes tendues, adopter pour commencer une position assise dos droit, autrement dit, bassin bien droit, position tenue, sans pour autant retenir sa respiration. Tout en gardant le dos droit, fléchir le tronc en avant, les mains et les coudes posés sur les jambes. Pour finir baisser tranquillement la tête.

*Variante*

C'est à juste titre que dans les ouvrages anglo-américains l'exercice suivant est qualifié de *killer-stretch*. En position assise, jambes tendues, attraper solidement ses orteils et les tirer vers soi tout en fléchissant le corps vers l'avant à partir de l'articulation de la hanche. Garder les genoux tendus !

La flexion de l'articulation de la cheville renforce l'effet d'extension sur la musculature postérieure de la jambe, dans cet exercice comme dans tous ceux qui vont suivre et où intervient le muscle du mollet. Essayez de garder toujours les genoux tendus, non seulement pour des raisons esthétiques mais parce que cela permet une plus forte extension.

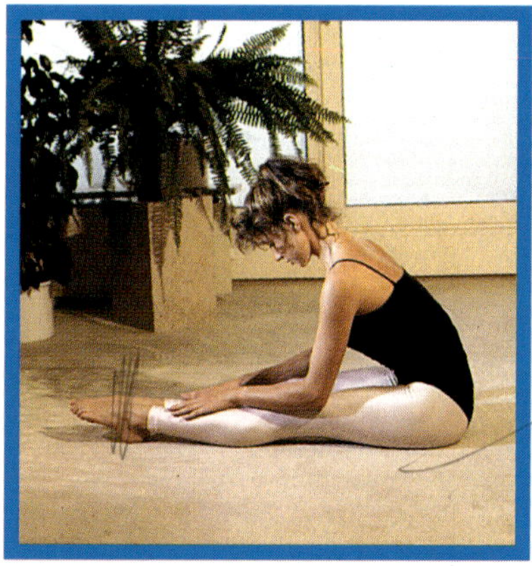

*Exercice 46 – Flexion du tronc en avant, jambes tendues, position assise.*

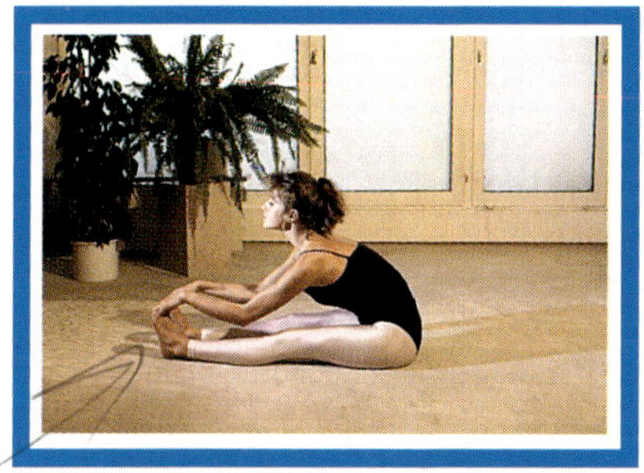

*Variante 46.2 – Renforcement de l'extension par la flexion de la cheville.*

L'aide d'un partenaire peut être utile pour effectuer correctement ce mouvement de flexion de la hanche. Il appliquera d'une légère pression juste au-dessus du bassin. Attention : l'amplitude de mouvement reste relativement restreinte.

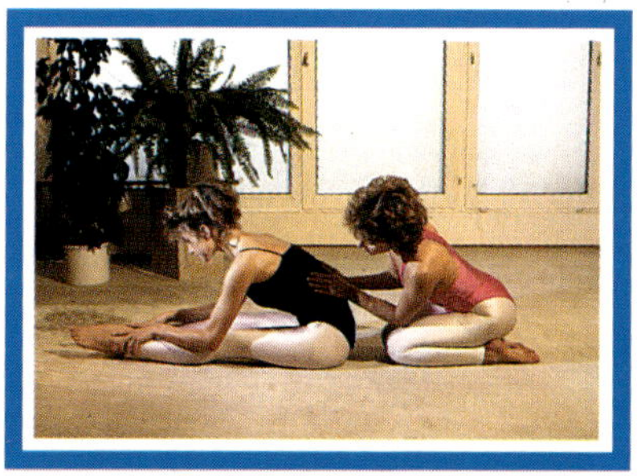

*Variante 46 .1 – Aide d'un partenaire.*

**Exercice de base n° 47**
En position assise, jambe gauche fléchie, plante de pied contre l'intérieur de la cuisse droite, le plus près possible des fesses, le genou gauche est décontracté sur le sol. Etirer d'abord le tronc puis opérer une lente flexion du tronc en avant et ressentir l'extension. Les mains entourent le mollet.

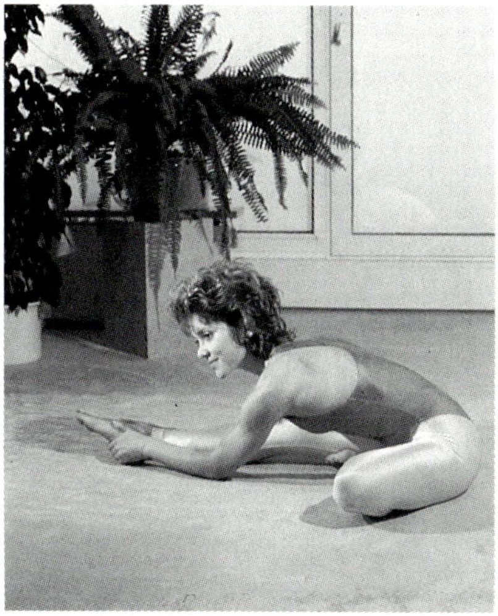

*Exercice 47 – Flexion du corps en avant, position assise, jambe repliée en avant.*

*Variantes*
- Passer la jambe gauche fléchie croisée sur la jambe tendue jusqu'à ce que les genoux soient l'un au-dessus de l'autre. Pied gauche posé sur la face extérieure. Même flexion du tronc que dans l'exercice de base.

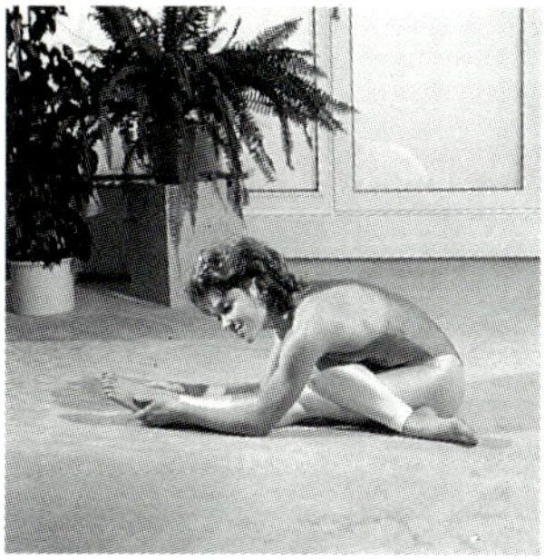

*Variante 47.1 – Une jambe fléchie, croisée sur la jambe tendue.*

- Au lieu de replier la jambe sur l'avant, elle peut être repliée vers l'arrière, de telle sorte que les cuisses forment à peu près un angle droit. Même flexion du tronc que précédemment.

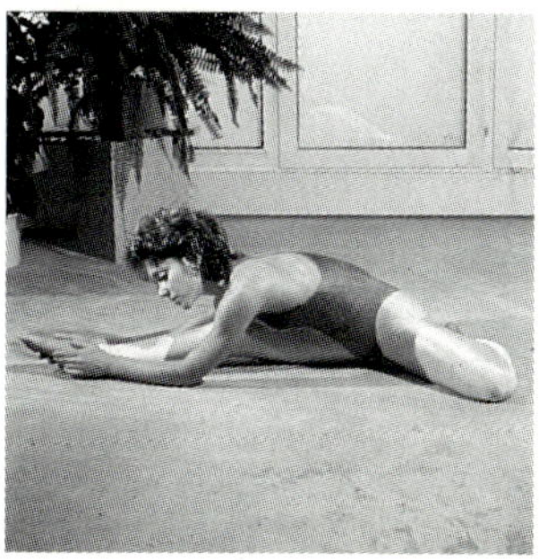

*Variante 47.2 – Jambe repliée en arrière.*

- On varie l'extension dans les trois positions en inclinant le tronc vers l'oblique avant.

**Exercice de base n° 48**
Position debout, jambe droite tendue, posée sur un support à hauteur des hanches (table, barreau d'espaliers, etc.). Choisissez la hauteur du support afin que les deux genoux puissent rester entièrement tendus. Tirer d'abord la hanche gauche légèrement vers l'arrière puis fléchir lentement le tronc vers l'avant et rester dans cette position en respirant calmement.

*Variante*
Plus le support est haut, plus l'exercice est difficile. Les espaliers constituent l'accessoire idéal pour graduer la difficulté.

*Exercice 48 – Flexion du tronc en avant sur la jambe tendue.*

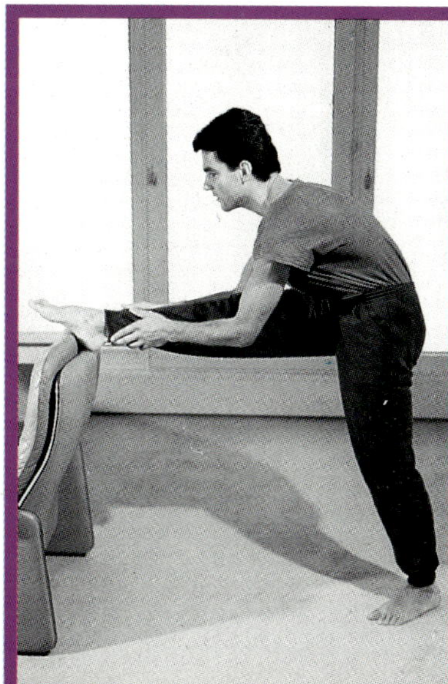

**Exercice de base n° 49**
A genoux, une jambe tendue en avant, la cuisse de la jambe fléchie à peu près à la verticale. Dos droit, fléchir le corps en avant jusqu'à ce qu'une tension se fasse sentir sur la face postérieure de la cuisse.

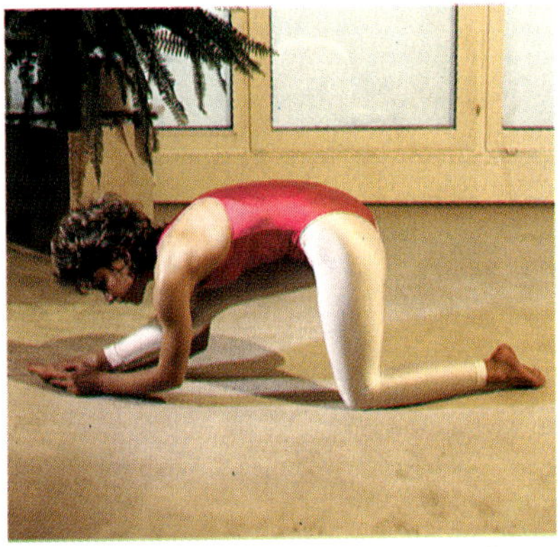

*Exercice 49 – A genoux, flexion du tronc en avant sur la jambe tendue.*

*Variantes*
- La flexion de la cheville intensifie l'extension.
- On complique l'exercice en augmentant l'écart et l'on peut ainsi s'entraîner progressivement au grand écart.

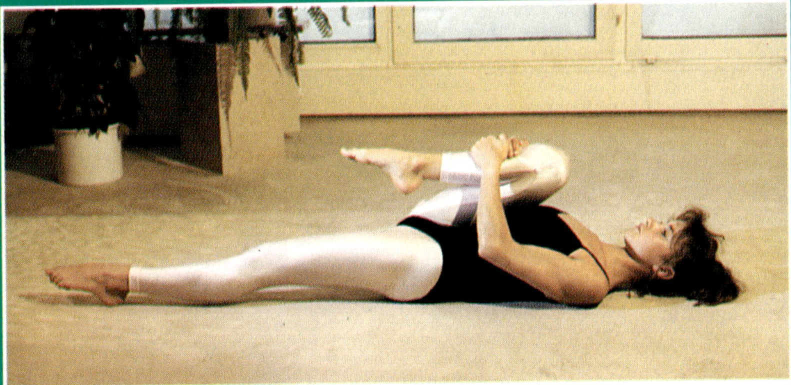

*Exercice 50 – Tirer la jambe fléchie vers soi.*

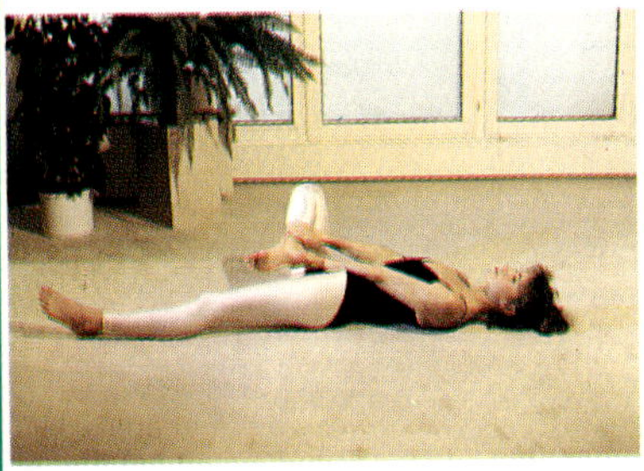

*Variante 50.1 – « Ouvrir » la jambe fléchie et la tendre.*

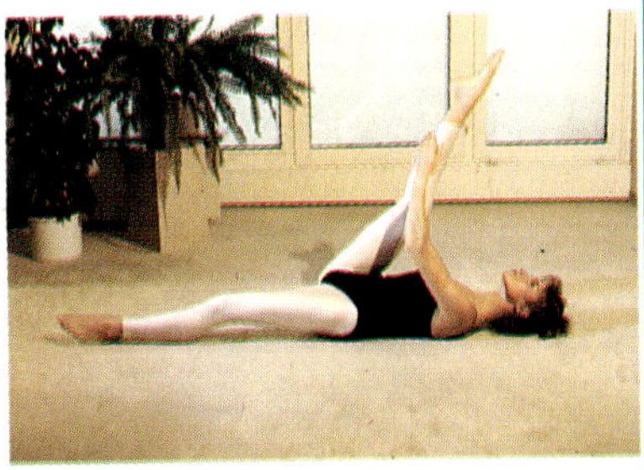

*Variante 50.2 – Tirer vers soi la jambe tendue.*

**Exercice de base n° 50**
En position allongée sur le dos, décontracté, replier et ramener une jambe vers soi. Prendre le tibia à deux mains et tirer lentement la jambe vers le tronc. L'autre jambe doit rester complètement tendue et décontractée au sol, ne crisper ni la tête ni les épaules.

*Variantes*
- Attraper la jambe repliée par l'articulation de la cheville et, en ouvrant l'articulation de la hanche, tendre la jambe, plante du pied vers le haut.
- Lorsque vous n'avez plus de difficulté à effectuer cet exercice d'extension jambe fléchie, essayez de tendre la jambe. Attraper le mollet ou la cheville de la jamble fléchie et l'amener progressivement en position tendue, puis tirer vers soi.
- Une flexion de la cheville sur la jambe tendue augmente encore l'extension du muscle du mollet.

Les pieds ont toujours été un parent pauvre de notre éducation physique. Les pieds plats et autres déformations ne sont pas pris au sérieux (dès l'enfance) et ils sont pourtant à l'origine de multiples douleurs qui ne font qu'empirer avec l'âge. Ces mauvaises positions de base, peuvent faire peser des efforts trop grands sur les genoux et les hanches ou, que l'on songe aux réflexes de la plante du pied, occasionner même de plus graves troubles organiques et fonctionnels.

## MUSCLES DE LA JAMBE ET DU PIED

Les exercices suivants sont faits pour assurer la souplesse des multiples petites articulations de la cheville, du pied et des orteils, et pour entretenir la structure naturelle. Associez ces exercices à la pratique de marcher pieds nus.

**Exercice de base n° 51**
En position debout, à une longueur de bras d'un mur, appuyer les mains contre le mur. En avançant les hanches pour que le corps soit en extension, voire en surextension, on étire les muscles de la face interne de la cuisse. Les talons doivent rester collés au sol.

*Variantes*

- En fléchissant les jambes dans la même position, l'extension se propage dans la jambe et jusqu'au tendon d'Achille.
- Dans la même position, extension d'un seul côté : en position de marche, le talon de la jambe arrière reste plaqué au sol. Augmenter légèrement la distance au mur.

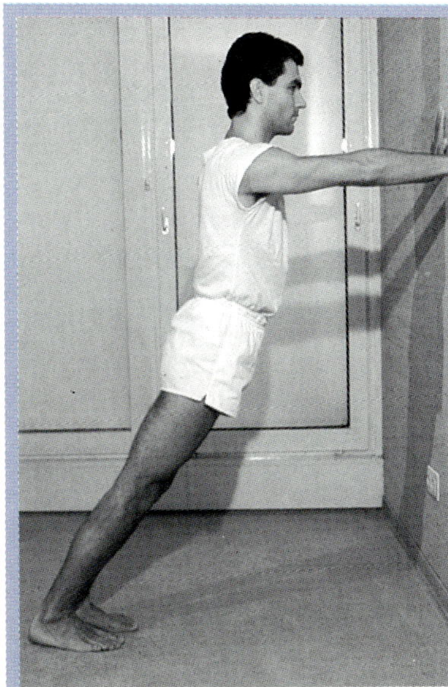

*Exercice 51 – Extension de la jambe, appui facial contre un mur.*

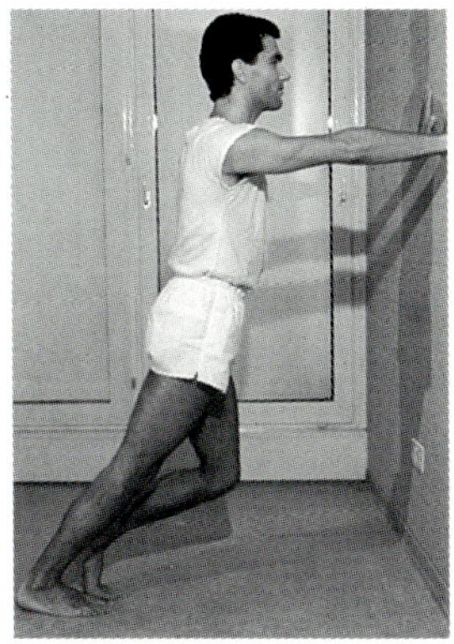

*Variante 51 – Renforcement unilatéral.*

**Exercice de base n° 52**
A partir de la position à genoux, en appui sur les mains, écartées environ de la largeur des épaules, arriver à tendre les jambes. Appuyer les talons au sol jusqu'à éprouver une sensation de tension dans la musculature de la cuisse et de la jambe. Ne pas relever la tête mais la laisser pendre entre les bras en respirant tranquillement.

*Variante*
En fléchissant une jambe, on concentre toute la tension sur la jambe tendue et l'on renforce l'extension d'un côté.

Les pieds doivent être absolument parallèles de telle sorte que l'extension parte du tendon d'Achille. Les pieds doivent être absolument parallèles de telle sorte que l'extension parte du tendon d'Achille.

*Exercice 52*
*Jambes tendues, talons collés au sol.*

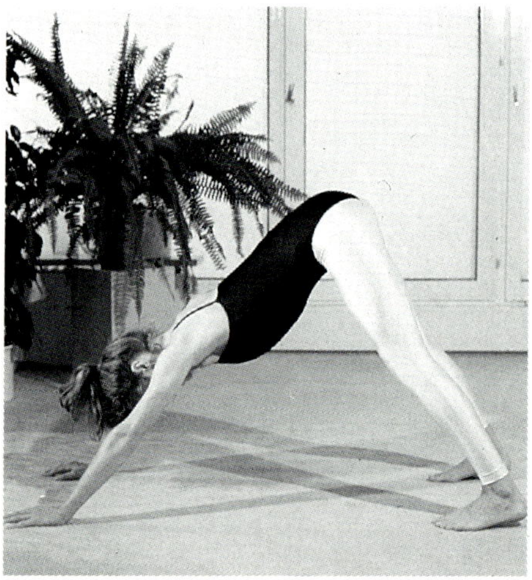

*Variante 52 – Renforcement unilatéral de l'extension de la jambe.*

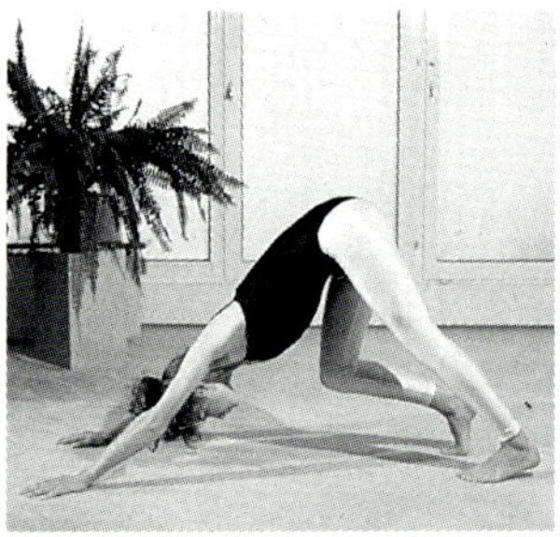

**Exercice de base n° 53**
Position debout, en appui facial contre un mur. Pied droit croisé devant le pied gauche, cou de pied au sol. Par une flexion de la jambe d'appui, le tibia gauche exerce une pression vers le bas sur la jambe droite, entre le talon et la jambe, il renforce l'extension du pied droit.

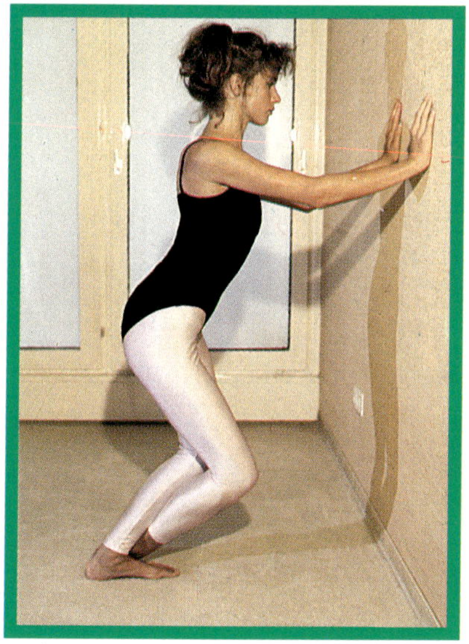

*Exercice 53 – Extension du pied avant croisé.*

Veillez à ce que le cou de pied et le tibia soient dans le prolongement l'un de l'autre et que l'extension aille du gros orteil à la cheville. Il ne faut pas étirer uniquement la face extérieure de la cheville qui est déjà un point faible du point de vue des tendons et des ligaments. L'exercice exécuté de cette façon ne serait qu'un entraînement aux entorses !

**Exercice de base n° 54**
En position debout, un support de 5 à 8 cm (livre, seuil de porte, tapis de sol, etc.) sous les orteils. Jambes tendues et jointes, pieds parallèles, mains aux hanches. Incliner lentement le corps tendu en avant jusqu'à ce que l'on éprouve une sensation de tension dans le muscle du mollet.

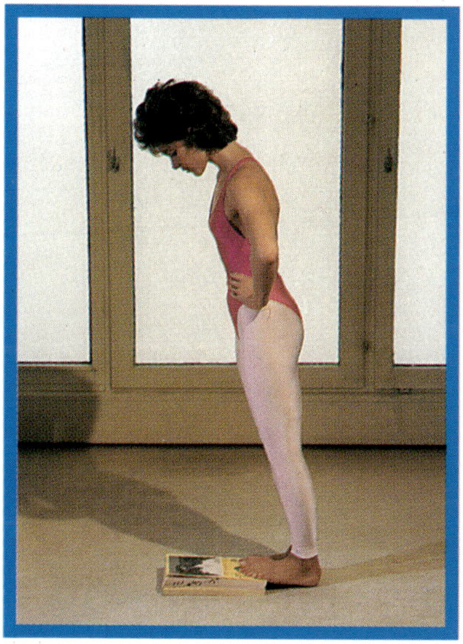

*Exercice 54 – Inclinaison du corps vers l'avant, pointes des pieds sur un support.*

*Variante*
En fléchissant les genoux, on transpose l'extension sur la partie inférieure de la jambe et l'on étire surtout le tendon d'Achille.

**Exercice de base n° 55**
En position assise sur une chaise, poser la plante des pieds par terre en écartant bien les orteils. Relever les talons très haut en les repoussant vers l'avant. Faire peser de plus en plus de poids sur les pieds pour obtenir la flexion maximale des orteils. Asseyez-vous au bord de la chaise pour bien doser la répartition du poids.

*Variante*

Même exercice en position assise sur les talons, le poids est plus important sur l'articulation des orteils. Relever un talon le plus haut possible et augmenter la tension en déplaçant prudemment le poids du corps vers l'avant.

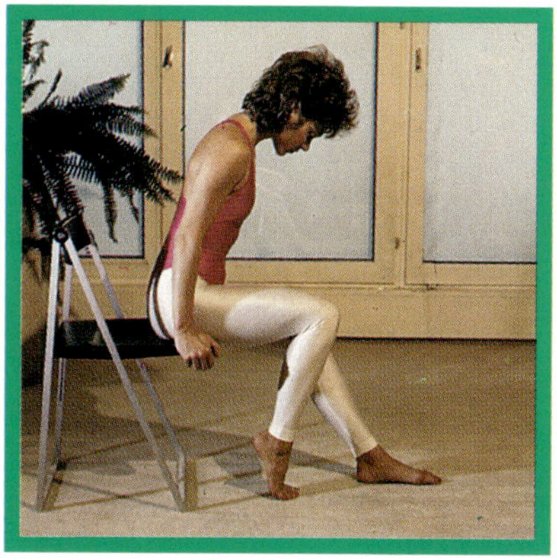

*Exercice 55 – Relever les talons et transposer le poids du corps sur la plante des pieds.*

**Exercice de base n° 56**
Position assise sur une chaise, orteils fléchis au niveau de l'articulation du gros orteil. Tendre le cou de pied en augmentant doucement la pression vers l'avant. On doit ressentir une traction au niveau du milieu du pied.

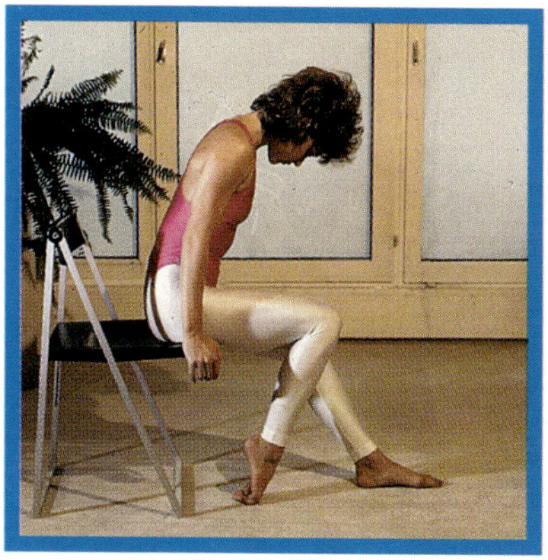

*Exercice 56 – Surextension du pied.*

**Exercice de base n° 57**
Position à genoux sur un support mou. Genoux serrés, cous de pied au sol, talons collés. Passer en position assise sur les talons sans que les pieds basculent sur le côté. Si vous avez de la difficulté à réaliser l'exercice de cette façon, attachez-vous les chevilles avec un foulard, un ruban ou une ceinture. Vous devez ressentir une extension du cou de pied.

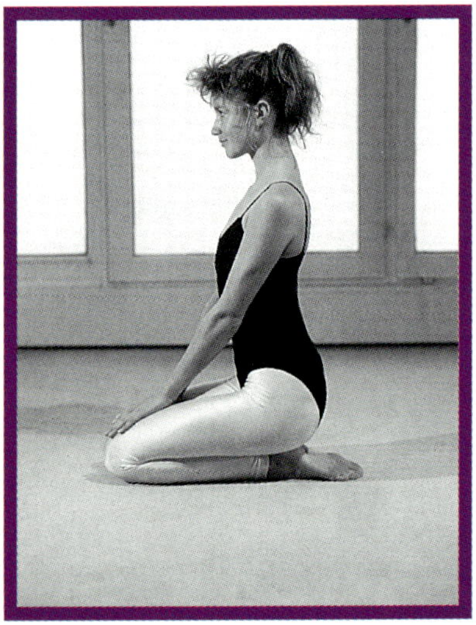

*Exercice 57 – Extension des muscles de la jambe et du pied en position assise sur les talons.*

*Variantes*

- Lorsque cet exercice ne vous pose plus de problème, vous pouvez vous glisser un coussin sous les orteils pour renforcer l'extension du cou de pied.
- On obtient également un renforcement de l'extension en tirant un genou légèrement vers le haut tout en appuyant les fessiers sur les talons.

*Variante 57.1 – Renforcement unilatéral de l'extension en relevant un genou.*

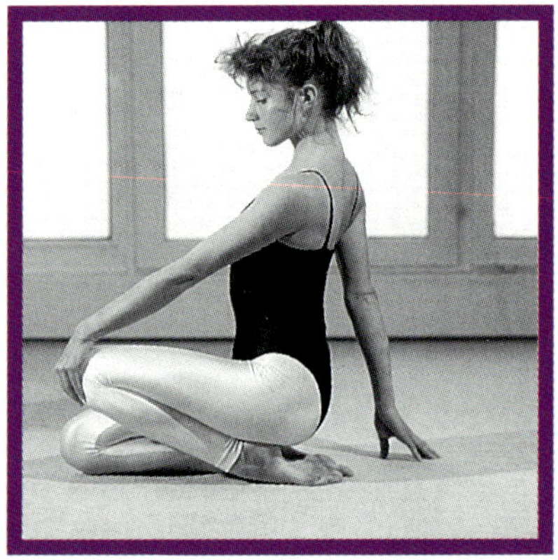

- En rejetant le corps en arrière pour s'appuyer sur les coudes, on renforce également l'extension des deux pieds.

*Variante 57.2 – Extension renforcée en renversant le corps en arrière.*

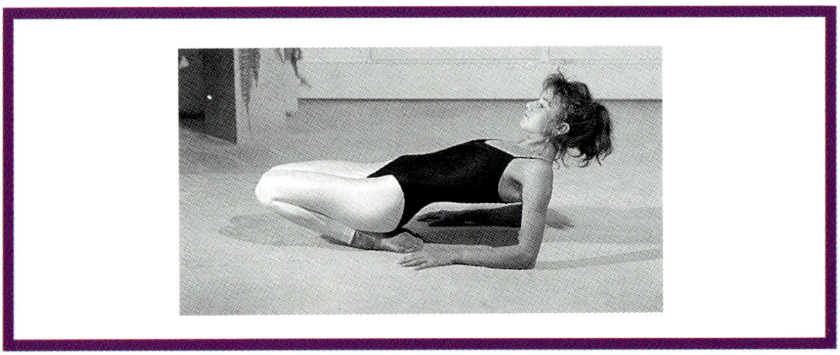

**Exercice de base n° 58**
Un pied posé sur un manche à balai (ou un bâton d'environ 3 cm de diamètre) dans le sens de la longueur, le bâton très exactement au milieu du pied. En portant le poids du corps sur ce pied, on obtient une pression sur la plante du pied qui fait écarter les orteils. La pression augmente encore si l'on porte le poids du corps sur l'avant du pied en soulevant le talon.

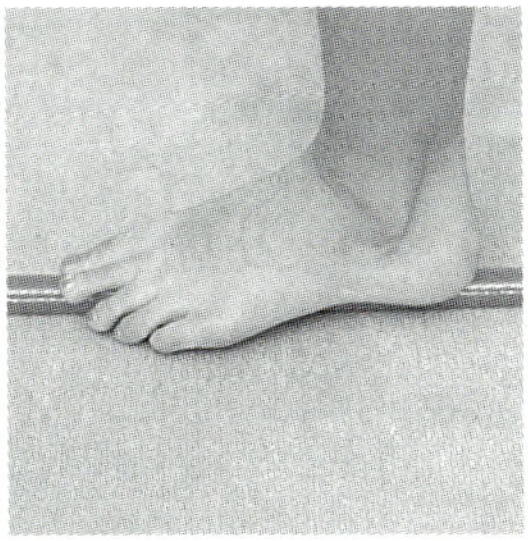

*Exercice 58*
*Poser le pied sur un manche à balai.*

**Exercice de base n° 59**
Accrocher ensemble les gros orteils des deux pieds et tirer vers l'extérieur de telle sorte qu'ils s'écartent.

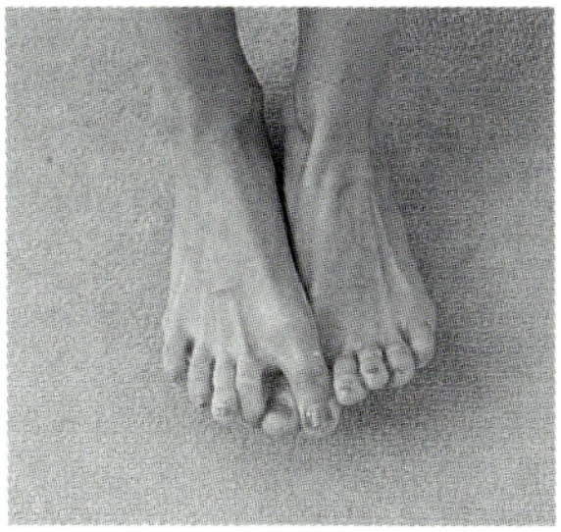

*Exercice 59*
*Accrocher les deux gros orteils l'un à l'autre.*

**Exercice de base n° 60**
De même que l'on fait des exercices d'écartement du gros orteil, on peut faire des exercices d'écartement des petits doigts de pied. Le plus simple sera toutefois de le faire à la main !

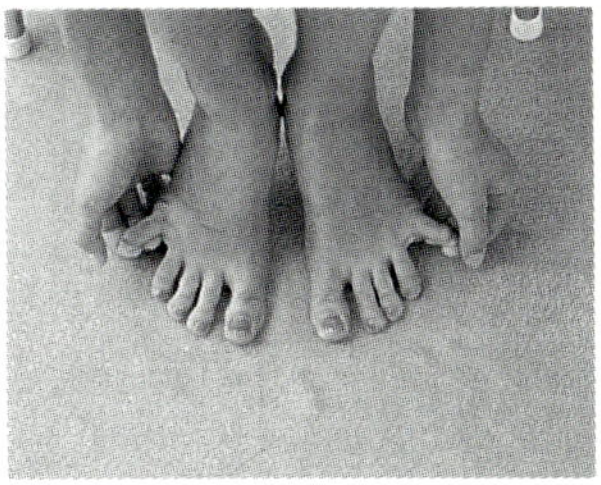

*Exercice 60*
*Ecartement des orteils.*

Etant donné que les orteils sont toujours comprimés les uns contre les autres dans les chaussures, cet exercice offre une bonne compensation. Souvent le port de chaussures pointues rapproche anormalement le gros orteil du suivant et cette déformation peut même devenir douloureuse *(Hallux valgus)*. L'exercice revêt alors une valeur préventive, voire curative.

La série d'exercices que nous proposons ici n'est qu'une des multiples possibilités d'association rationnelle du stretching à l'entraînement de la course. Ces exercices recoupent en partie ceux qui précèdent, mais montrent, par exemple, comment utiliser un arbre comme accessoire de stretching. C'est particulièrement utile en plein air où le sol est bien souvent trop froid ou trop humide pour les exercices en position assise.

## STRETCHING EN COURANT !

Les exercices serviront de mise en forme et d'échauffement préparatoire à la course ou viendront en complément de l'entraînement traditionnel.

Nous mettons l'accent sur les points suivants :

- Extension des bras et de la ceinture scapulaire qui restent décontractés pendant la course pour ne pas entraver la respiration.
- Extension de la colonne vertébrale pour décharger les disques intervertébraux après la course.
- Extension des muscles de la jambe et de la cuisse pour compenser la charge maximale que leur impose la course. Les exercices de pieds que nous proposons de la p. 71 à 75 s'associeront parfaitement à la course pieds nus dans l'herbe.

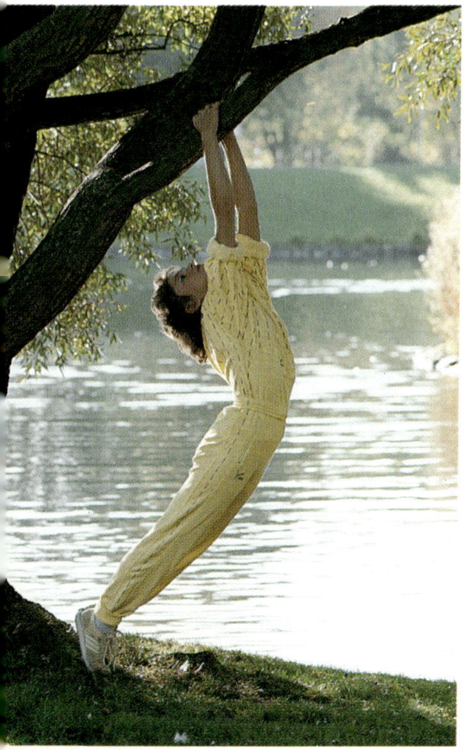

**Exercice de base n° 61**
Suspendu à une branche, située à la hauteur des bras tendus audessus de la tête, extension de l'ensemble des muscles du tronc et des bras. Pieds en contact avec le sol, décrire des cercles avec le bassin. Essayer de ressentir l'extension qui se déplace de la partie antérieure du bassin aux côtés.

Cet exercice offre une bonne compensation à la course puisqu'il détend au maximum la colonne vertébrale et les disques intervertébraux.

◀ *Exercice 61 – Extension de toute la musculature, suspendu à une branche d'arbre.*

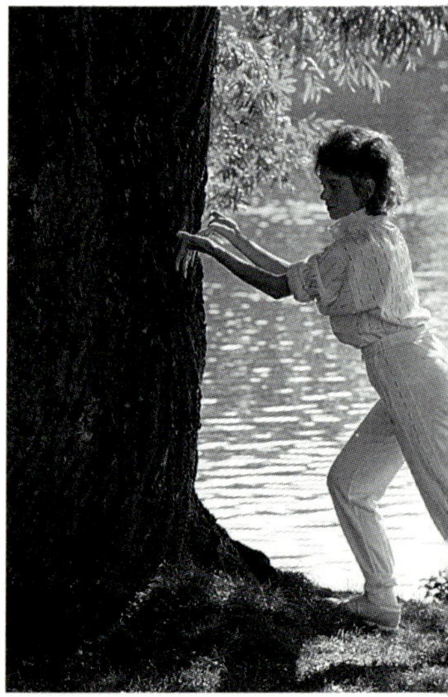

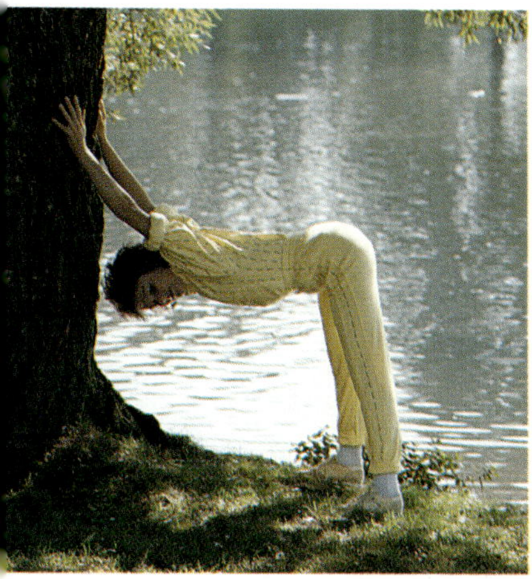

*Exercice 62 – Extension des muscles pectoraux et de la ceinture scapulaire.*

**Exercice de base n° 62**
Jambes légèrement écartées, incliner le tronc à l'horizontale en tendant les bras dans le prolongement des épaules, mains en appui contre le tronc de l'arbre. Laisser pendre la tête en décontraction et appuyer sur les épaules.

*Variante*
On peut faire varier l'extension en modifiant l'écartement des bras et en exerçant une torsion du tronc.

**Exercice de base n° 64**
En station latérale par rapport à l'arbre (jambe droite en avant), appuyer le bras droit tendu contre l'arbre, les doigts tournés vers l'arrière. Par une torsion du tronc en se détournant de l'arbre vous obtenez une extension des muscles pectoraux et des muscles du bras. On fait varier le degré d'extension en plaçant le bras à différentes hauteurs.

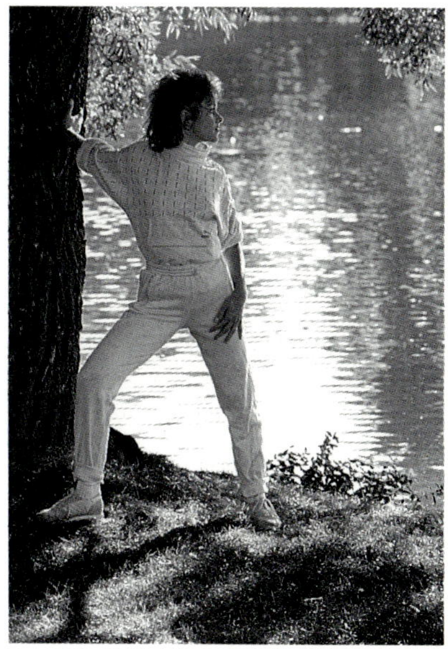

*Exercice 64 – Torsion du tronc du côté opposé à la main en appui.*

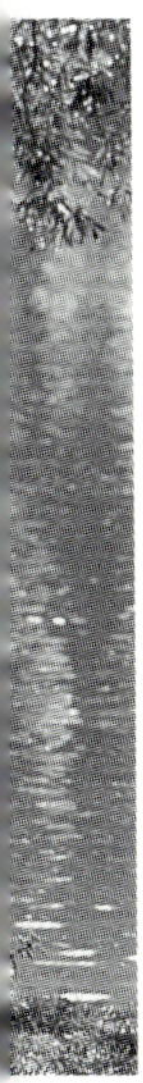

*Exercice 63 – Extension du bras et de la main.*

**Exercice de base n° 63**
Mains à hauteur du visage en appui contre un tronc d'arbre, doigts tournés vers le bas. Appuyer fortement les paumes des mains contre l'arbre et reculer le corps au maximum jusqu'au moment où l'on ressent une tension depuis le bras jusqu'au bout des doigts.

*Variante*
Pour décontracter davantage les mains, on peut dérouler lentement les épaules jusqu'à ce que les doigts soient en surextension.

**Exercice de base n° 65**
Jambes légèrement écartées, à une longueur de bras sur le côté de l'arbre. Flexion du tronc sur le côté, les deux mains venant se placer l'une au-dessus de l'autre contre le tronc à peu près à hauteur des épaules. L'extension est sensible sur tout le côté.

*Variante*
On fait l'extension varier en fléchissant la jambe extérieure en plaçant les mains plus bas.

**Exercice de base n° 66**
Station debout, une jambe fléchie en avant en appui le plus haut possible contre un tronc d'arbre, les mains entourant le genou de la jambe fléchie. Déplacer précautionneusement le poids du corps sur la jambe fléchie et augmenter ainsi l'écart entre les deux jambes. Laisser la jambe d'appui tendue et ne pas fléchir le corps en avant. L'extension doit être sensible à l'intérieur des muscles de la cuisse.

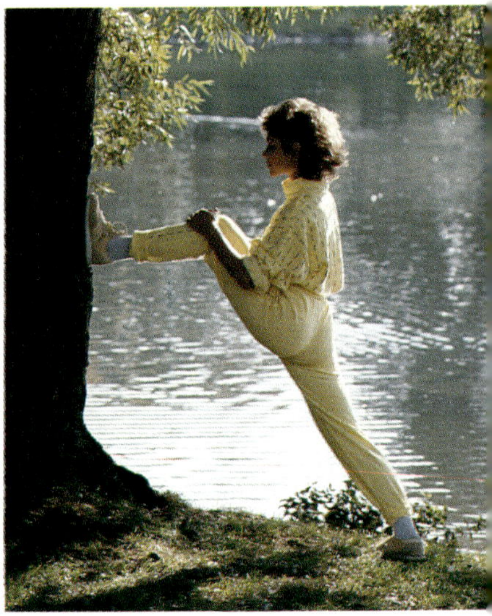

*Exercice 66*
*Ecart en station debout.*

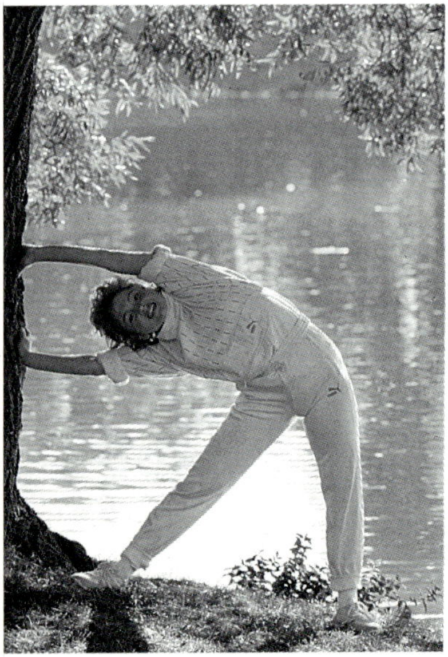

*Exercice 65 – Flexion du tronc sur le côté, mains en appui contre un arbre.*

**Exercice de base n° 67**
Station debout, une jambe tendue en avant, en appui contre un tronc d'arbre, si possible à l'horizontale. La jambe d'appui doit rester tendue au maximum. Placer le bassin droit et amorcer une flexion du tronc à partir de la hanche. Ne pencher la tête en avant qu'en dernier lieu. Les mains entourent la jambe. Augmenter l'extension dans cette position et respirer posément.

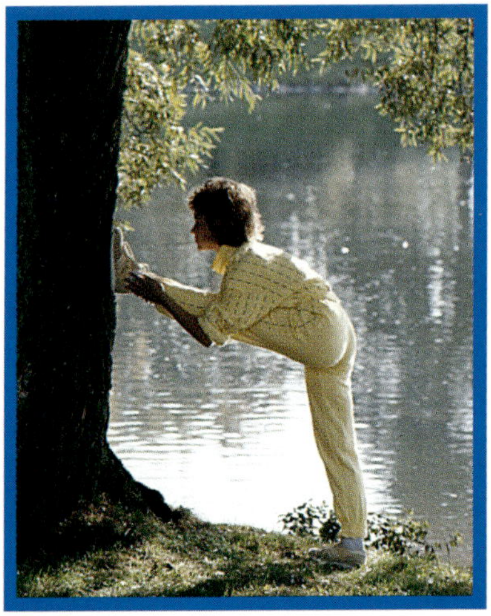

*Exercice 67*
*Flexion du tronc sur une jambe tendue en avant.*

**Exercice de base n° 68**
Station debout, de côté par rapport à un arbre. Soulever une jambe sur le côté et l'amener, fléchie, en appui, le plus haut possible sur le tronc. La jambe d'appui reste tendue. Le tronc ne doit pas basculer vers l'avant. Pousser la hanche en avant et garder le corps bien droit. La main ramène par légères pressions le genou en arrière, accentuant ainsi l'ouverture de la jambe. En déplaçant le poids du corps sur la jambe fléchie, vous obtenez une extension des muscles internes de la cuisse.

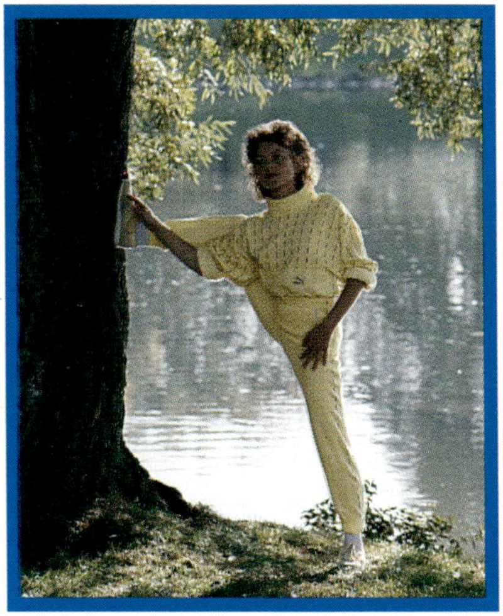

*Exercice 68 – Flexion latérale du tronc sur une jambe fléchie.*

**Exercice de base n° 69**
Position debout, dos à un arbre, à environ un mètre de distance, flexion du tronc en avant et appui des mains au sol en levant une jambe en arrière qui vient se placer en appui contre le tronc. Tendre les deux jambes et augmenter l'écart au maximum. L'objectif ultime serait de parvenir ainsi au grand écart.

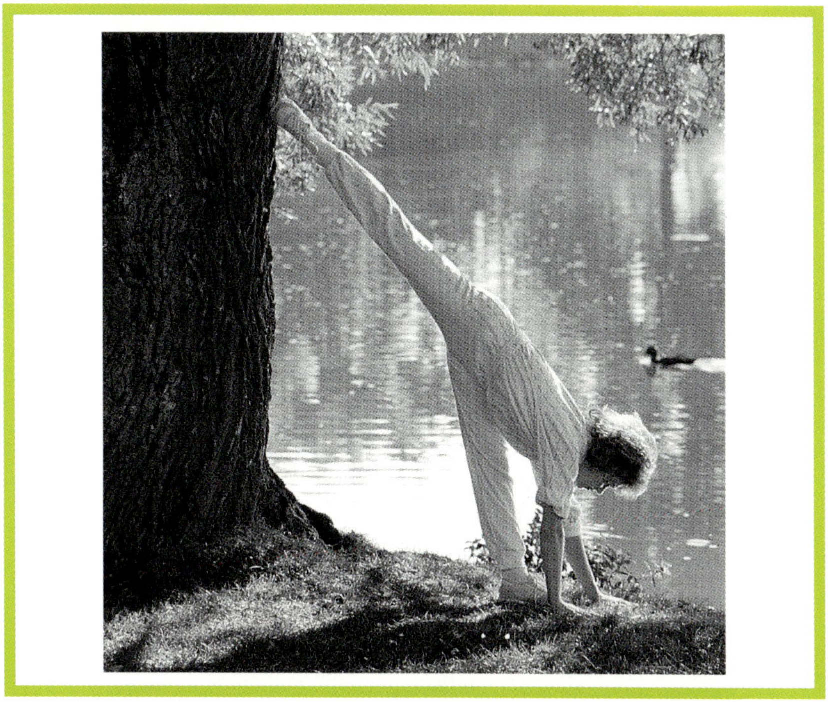

*Exercice 69 – Extension de la jambe en écart arrière contre un tronc d'arbre.*

**Exercice de base n° 70**
Position debout, à une longueur de bras d'un arbre, les deux mains en appui contre le tronc. Déplacer le poids du corps sur une jambe dont le talon reste collé au sol, obtenir ainsi l'extension du muscle postérieur de la jambe et du tendon d'Achille. La jambe tendue est en extension complète et la hanche repoussée en avant. Veiller à ce que les pointes de pieds ne tournent pas vers l'extérieur.

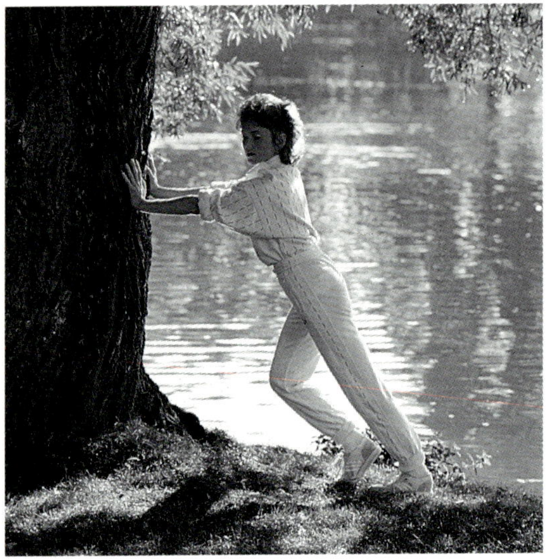

*Exercice 70 – Extension du tendon d'Achille et de la musculature postérieure de la jambe.*

*Variante*
On peut varier l'exercice en faisant adhérer les deux talons au sol.

## STRETCHING A DEUX

Le stretching pratiqué à deux n'est certainement pas un cas classique, mais il peut être distrayant et stimulant, surtout si c'est votre ami ou amie qui participe.

La pratique du stretching à deux exige une harmonie et confiance profondes, une sympathie réciproque entre les partenaires, sans quoi, il dégénère vite en compétition ou en « torture à deux ».

L'aide du partenaire ne doit pas pousser au-delà de l'extension accessible *activement*, mais être un soutient supplémentaire qui facilite la décontraction ! Le stretching à deux présente, en outre, l'avantage que l'on peut s'obser ver et se corriger mutuellement.

Une petite intervention peut être d'un inestimable profit pour par venir à réaliser certains mouvements d'extension.

Les principes fondamentaux sont les mêmes que pour l'exécution des exercices individuels.

Les exercices à deux sont plus difficiles qu'ils ne le paraissent au premier abord, car la confiance et l'harmonie réciproques demandent une coordination profonde.

Prenez donc tout le temps qu'il faut pour exécuter les exercices, sans quoi ce n'est pas la peine !

La règle suprême du stretching à deux est que l'aide du partenaire reste modérée.

Veiller en outre :

1. A convenir d'un signal commun, cela évite les conversations inutiles et donne plus d'assurance.
2. A ce que les prises manuelles ne soient pas crispées.
3. A ce que les pressions du partenaire restent légères et s'effectuent mains ouvertes.
4. A ce qu'il n'y ait pas de trop grande différence ni de taille, ni de poids, ni de capacités d'extension entre les deux partenaires.

**Exercice de base n° 71**
L'un des deux partenaires est assis, jambes tendues, bras tendus à l'oblique supérieure au-dessus de la tête. L'autre se tient derrière lui et lui prend les bras au niveau des coudes. Une jambe appuie *légèrement* dans le dos du partenaire assis et commence par redresser entièrement le dos. L'aide tire ensuite les bras vers l'arrière jusqu'à ce qu'une sensation d'extension soit sensible dans les muscles pectoraux. Le partenaire assis peut appuyer la tête complètement décontractée sur le genou de son aide.

*Variante*
L'extension varie en fonction de différentes positions des bras.

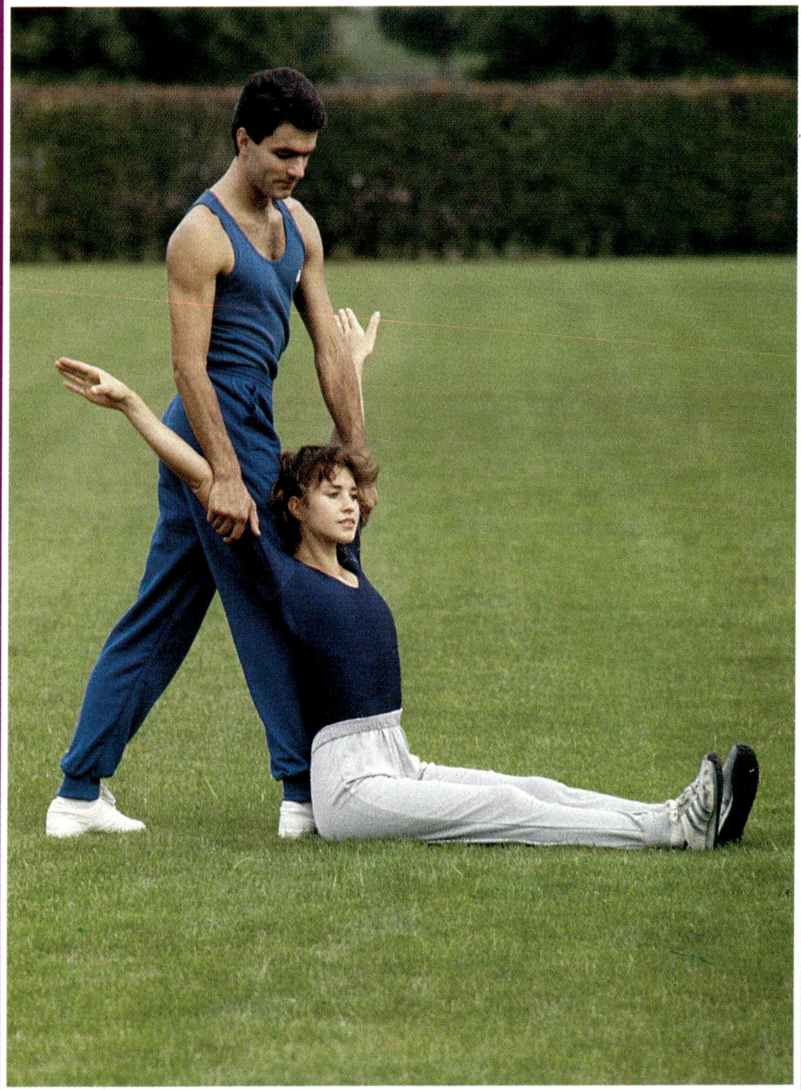

*Exercice 71 – Extension des muscles des épaules et de la poitrine.*

**Exercice de base n° 72**

Face à face, jambes légèrement écartées, les deux partenaires ont le tronc fléchi à l'horizontale, les bras tendus au-dessus de la tête, mains sur les omoplates. Exercer avec les mains une légère pression vers le bas jusqu'à ce qu'elle soit sensible dans les muscles pectoraux.

*Variantes*

- Une légère torsion du tronc permet d'augmenter l'extension sur tout un côté.
- Les jambes peuvent aussi rester tendues jointes.

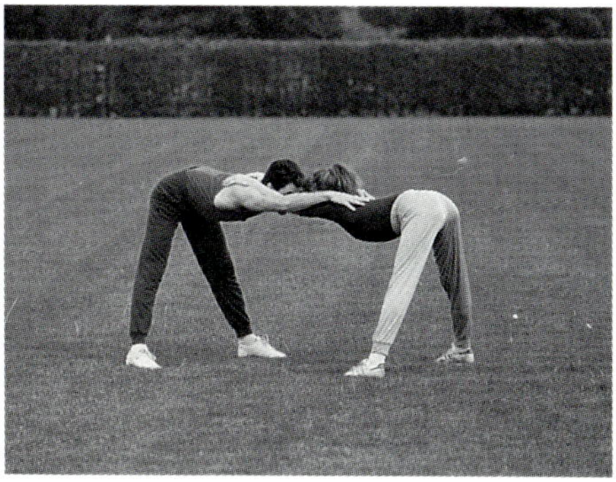

*Exercice 72 – En se tenant par les épaules, appuyer vers le bas.*

**Exercice de base n° 73**

Un partenaire en position allongée sur le ventre, les mains derrière le dos, doigts entrecroisés, bras entièrement tendus. L'aide est à genoux, à la tête du partenaire, jambes légèrement écartées, et tire doucement les mains vers le haut. Le partenaire allongé laisse la tête décontractée sur le côté. L'extension est surtout sensible dans les épaules et les bras.

*Variante*

On renforce l'extension sur un des côtés par une légère traction de côté.

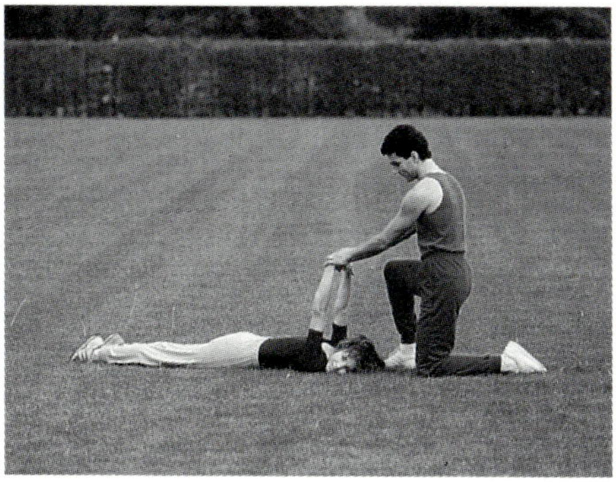

*Exercice 73 – Traction sur les bras en arrière.*

**Exercice de base n° 74**

Les partenaires sont dos à dos, les bras sur les côtés, en se tenant par les mains. Chacun des deux fait un pas en avant, en déplaçant lentement le poids du corps sur la jambe avant fléchie, une tension se développe dans les muscles pectoraux. Retenir la tête et gonfler consciemment la poitrine en avant. Respirer calmement.

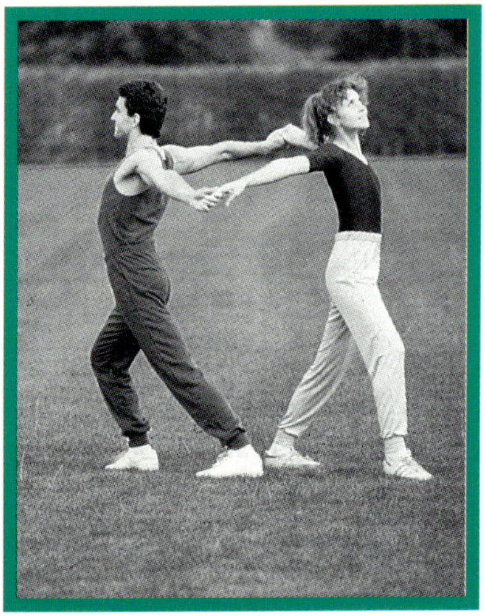

*Exercice 74 – Extension des muscles de la ceinture scapulaire et des muscles pectoraux.*

Dans ce dernier exercice, les deux partenaires doivent être de taille à peu près égale. Lorsque ce n'est pas le cas, le plus grand des deux est contraint de trop tirer sur sa colonne vertébrale ne serait-ce que pour tenir les mains de l'autre. Il vaut mieux alors exécuter simplement l'extension avec une aide, celui qui fait l'exercice est en fente avant, les bras tendus sur les côtés, l'aide se tient derrière, attrape le premier par les bras et tire légèrement vers l'arrière.

*Variantes*

- Les bras peuvent aussi être tendus à l'oblique ou à la verticale au-dessus de la tête ce qui déplace le point maximal d'extension.
- Bras au-dessus de la tête, l'un des deux croise les bras l'un sur l'autre.

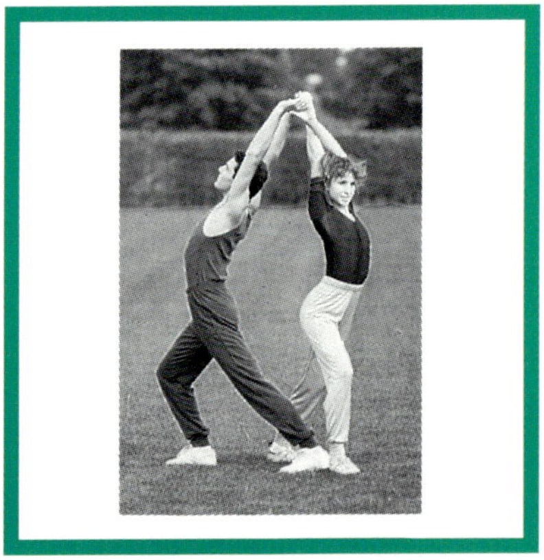

*Variante 74 – Bras au-dessus de la tête, croisés l'un sur l'autre.*

**Exercice de base n° 75**

Les deux partenaires sont debout jambes écartées, côte à côte, les bords extérieurs des pieds se touchent. Ils se tiennent les mains, celles du haut par les poignets et chacun exerce une légère traction vers le haut ou derrière la tête de manière à ce que les bustes restent de face. En déplaçant le poids du corps sur la jambe extérieure, l'extension se produit sur le côté. La cage thoracique tourne légèrement vers l'extérieur, le regard est à l'oblique supérieure.

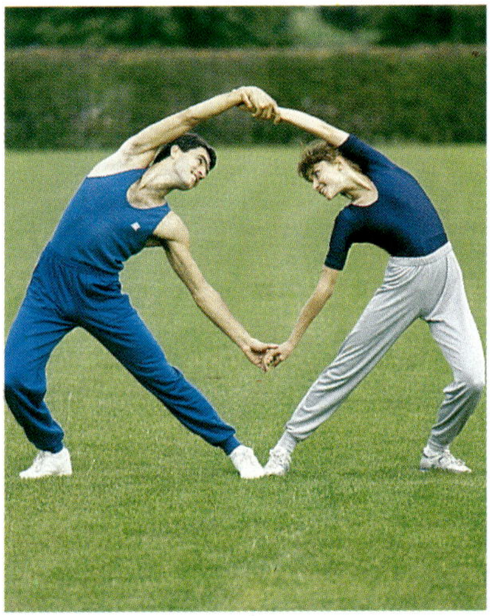

*Exercice 75 – Extension latérale avec un partenaire.*

*Variante*
La même extension est possible à genoux. Chacun des partenaires tend la jambe intérieure sur le côté.

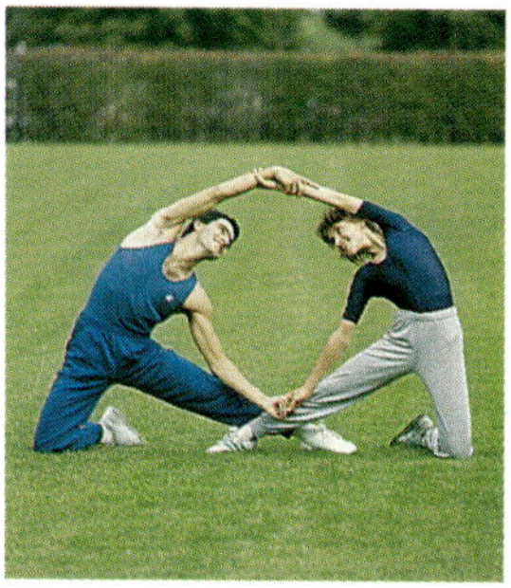

*Variante 75 – Extension latérale en position à genoux.*

**Exercice de base n° 76**
Un partenaire est en position allongée sur le ventre, les mains croisées derrière la nuque. L'autre, qui se tient debout au-dessus de lui, à peu près au niveau des épaules, prend le premier par les coudes et le tire très prudemment vers le haut. La tête doit être légèrement rentrée entre les épaules pour renforcer le redressement. Selon l'orientation de la traction (vers le haut ou vers l'oblique arrière), l'extension porte sur différentes parties des muscles pectoraux.

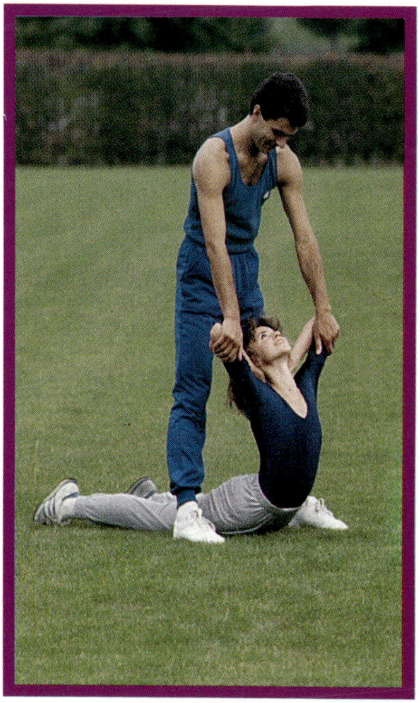

*Exercice 76 – Extension du torse en position allongée sur le ventre.* ▶

La prudence est toutefois de rigueur pour ne pas imposer une trop lourde charge à la colonne vertébrale.

*Variante*
Le partenaire couché sur le ventre met les bras tendus au-dessus de la tête et se laisse tirer lentement vers le haut, en décontraction. L'extension est plus étendue et va jusqu'aux bras et à la musculature abdominale.

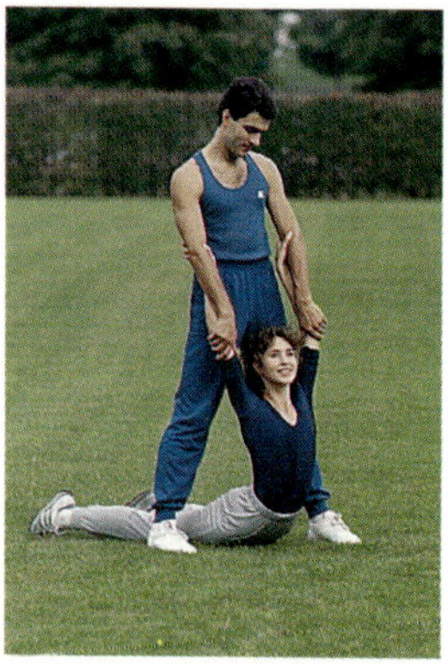

*Variante 76 – Extension du torse, bras tendus.*

**Exercice de base n° 77**
Les partenaires sont dos à dos, jambes légèrement écartées, bras tendus au-dessus de la tête. Ils se tiennent par les mains. L'un des deux fléchit profóndément les genoux et charge sur son dos l'autre qui laisse les jambes pendantes. Le partenaire qui porte l'autre cherche une position stable dans laquelle il puisse rester assez longtemps. Le partenaire porté se décontracte entièrement de manière à éprouver une sensation d'extension agréable.

**Exercice de base n° 78**
Un partenaire allongé sur le dos attrape avec les mains les chevilles de l'autre et monte en position de pont. Le partenaire debout saisit l'autre sous les omoplates (non pas par les épaules ni par les bras), il tire les épaules d'abord vers le haut, puis, doucement, vers ses jambes. En pont, les bras doivent être complètement tendus, la tête reste légèrement renfoncée dans la nuque et les jambes essaient de se tendre. Si l'on observe tous ces éléments, il n'y a aucun risque de surcharge de la colonne vertébrale car la flexion se produit essentiellement dans ses parties les plus souples, au niveau de la poitrine et des épaules.

**Exercice de base n° 79**
Un partenaire est sur le dos, jambes repliées près des fesses, genoux sur les côtés. L'autre est assis sur les talons et lui bloque les pieds entre ses genoux. Il appuie sur les genoux de l'autre et augmente l'écart des jambes.

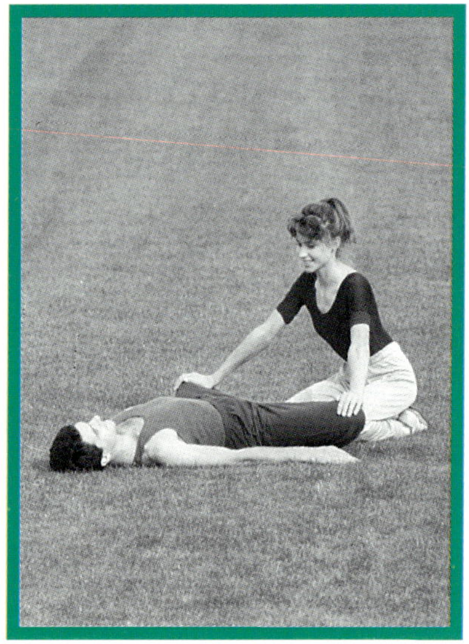

*Exercice 79 – Ecart des jambes fléchies en position allongée sur le dos.*

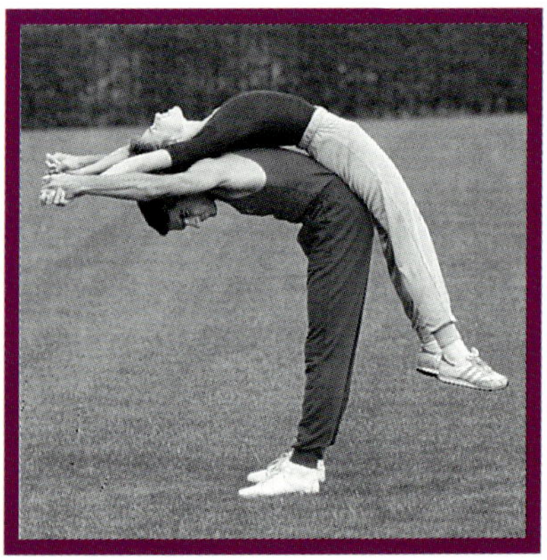

*Exercice 77 – Extension de l'ensemble de la musculature.*

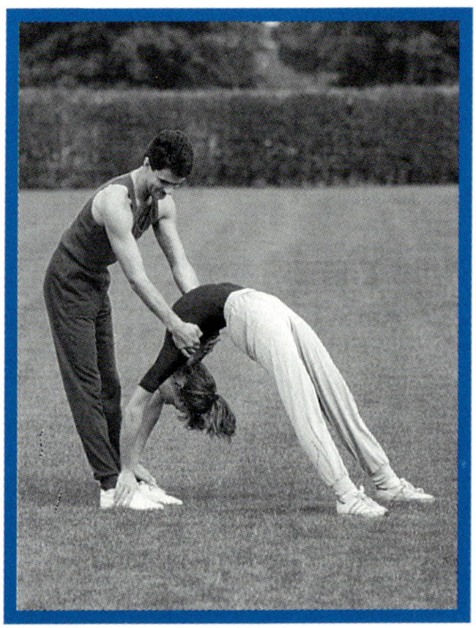

*Exercice 78 – Pont avec soutien et traction au niveau des omoplates.*

*Variante*
Le partenaire sur le dos écarte les jambes à la verticale tandis que l'autre, qui se redresse sur les genoux et bloque ainsi la position, essaie d'augmenter l'écartement des jambes du partenaire sur le dos par légères pressions latérales au niveau des genoux.

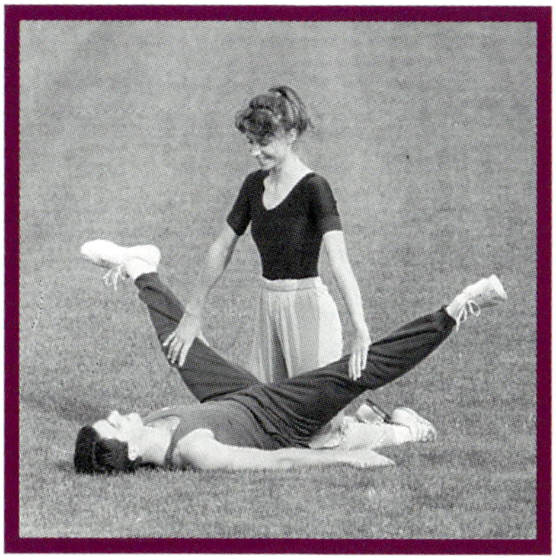

*Variante 79 – Ecart des jambes tendues.*

**Exercice de base n° 81**
Les deux partenaires sont assis face à face, jambes très écartées, leurs pieds se touchent et ils se tiennent les mains. L'un des deux se penche en arrière et exerce ainsi une traction sur les jambes de l'autre.

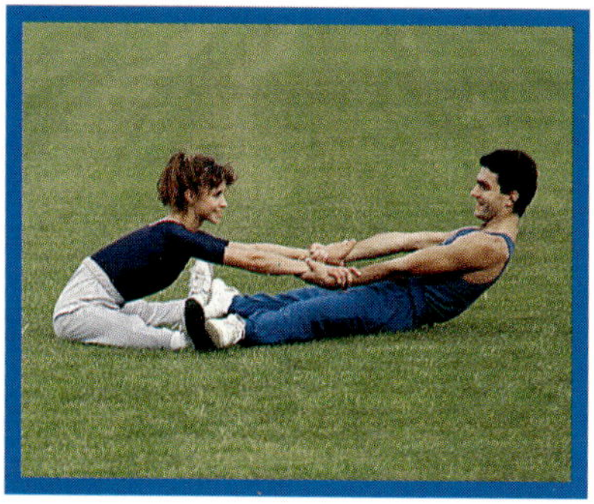

*Exercice 81 – Traction et extension, jambes écartées.*

**Exercice de base n° 80**
Un partenaire est à genoux, assis sur ses talons. L'autre est sur le dos, la tête entre les genoux du premier, les mains accrochées de celui-ci. A partir de cette position sur le dos, soulever les jambes tendues. Le partenaire à genoux attrape les chevilles de l'autre, de l'intérieur, et écarte ses jambes en les retirant vers lui. Selon que la traction s'exerce vers l'avant ou vers le bas, l'extension porte sur la musculature interne ou postérieure de la jambe.

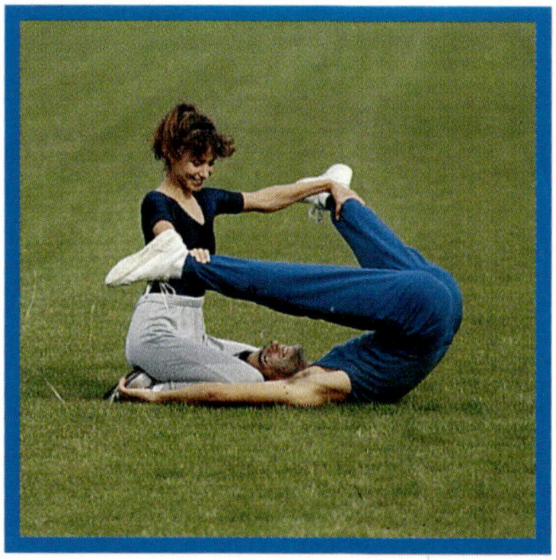

*Exercice 80 – Flexion des hanches et écart des jambes tendues.*

**Exercice de base n° 82**
Un partenaire est assis jambes très écartées, l'autre se tient face à lui, assis sur les talons. La bonne distance est celle où les genoux de l'un et les deux pieds de l'autre se trouvent à peu près sur la même ligne (mais cela peut varier en fonction de la taille et de la souplesse des exécutants). Les deux partenaires se tiennent les mains, tandis que celui qui est à genoux se penche vers l'arrière, retient la tête et tire sur ses jambes, l'autre fléchit le corps en avant. Rester dans une position agréable pour l'un et l'autre et se décontracter. Revenir ensuite lentement à la position de départ.

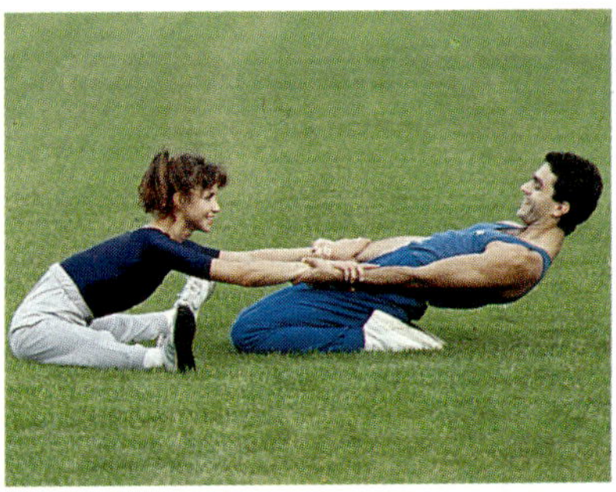

**Exercice de base n° 83**
Les deux partenaires sont face à face assis sur les talons, leurs genoux se touchent, ils se tiennent les mains. Tandis que l'un se penche lentement en arrière, l'autre résiste de telle sorte que le premier puisse aussi se détendre dans cette position. Ne se laisser aller en arrière que jusqu'à la limite où la respiration reste possible et revenir lentement à la position de départ.

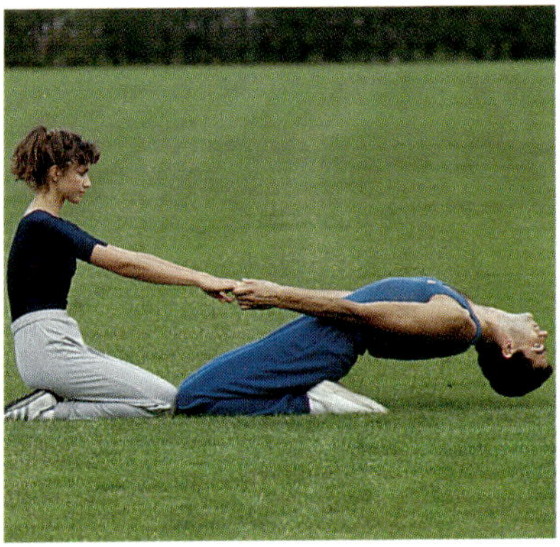

*Exercice 83 – Flexion contrôlée en arrière, en position assise sur les talons.*

*Exercice 82*
*Flexion du tronc en avant et extension du partenaire en arrière.*

*Exercice 84*
*Extension des cuisses, jambes repliées vers l'arrière.*

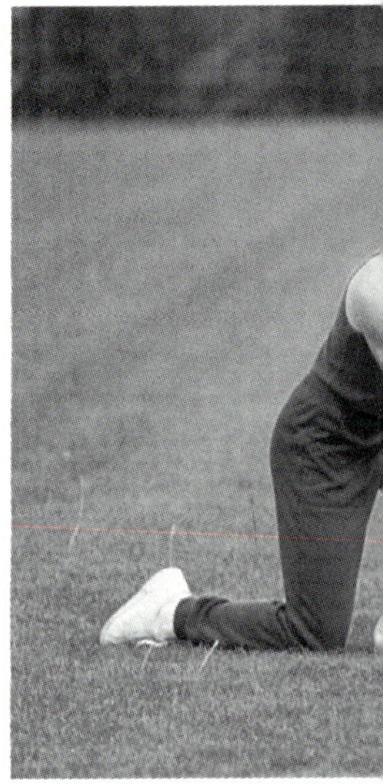

*Exercice 85*
*Extension des muscles antérieurs de la jambe en soulevant une jambe tendue.*

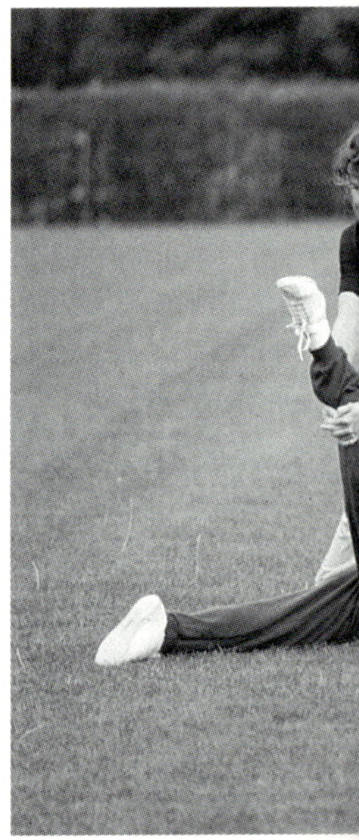

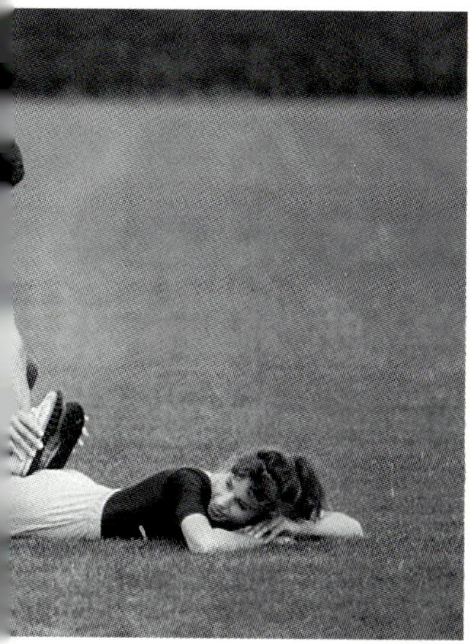

**Exercice de base n° 84**
Un partenaire sur le ventre, jambes repliées, tête décontractée sur le côté. L'autre, agenouillé, lui pousse les deux pieds vers les fesses. Le partenaire sur le ventre doit sentir une extension des cuisses.

*Variante*
L'extension est renforcée lorsque celui qui aide soulève en même temps le genou. A cet effet, il se place sur le côté de son partenaire et soulève le genou d'une main tandis que l'autre appuie sur le talon et sur le pied. Le partenaire allongé s'efforce de garder le bassin décontracté et collé au sol.

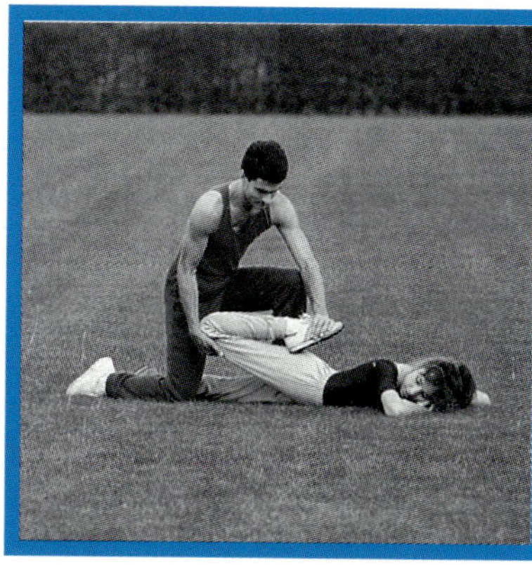

*Variante 84 – Extension d'une jambe en soulevant le genou.*

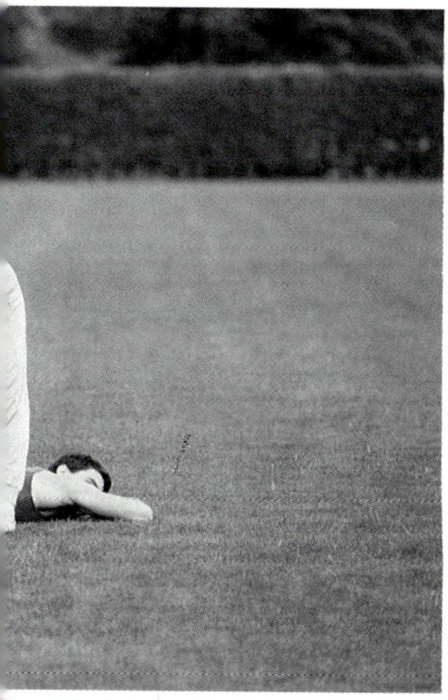

**Exercice de base n° 85**
Un partenaire sur le ventre, l'autre debout au-dessus de lui, tourné vers ses pieds, jambes écartées.
Celui qui est debout attrape une jambe de son partenaire, croise les mains dessous et tire légèrement cette jambe tendue vers le haut. Le partenaire au sol reste décontracté et s'efforce d'appliquer les deux hanches au sol. Ne tirer que tant que la sensation reste agréable.

*Variante*
Attraper les deux jambes et tirer vers le haut. Jambes à peu près dans le prolongement des hanches.

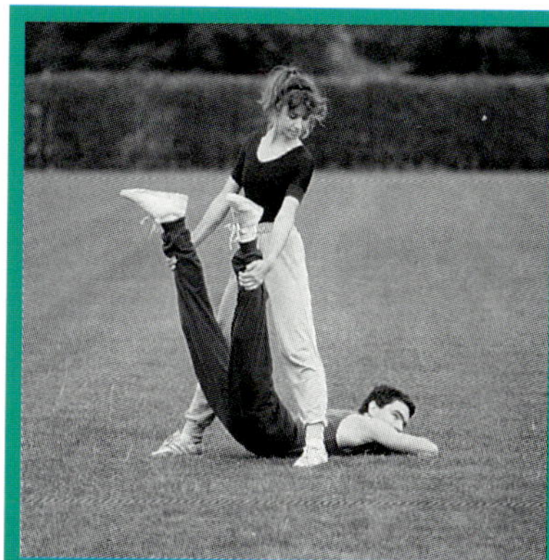

*Variante 85 – Tirer doucement les deux jambes vers le haut.*

**Exercice de base n° 86**
L'un est assis, jambes tendues, l'autre s'agenouille derrière lui et pèse sur lui de manière à accentuer sa flexion du tronc en avant. Celui des deux qui est à genoux doit très nettement pousser avec les hanches de manière à ce que la pression soit ressentie essentiellement dans le bas de la colonne vertébrale.

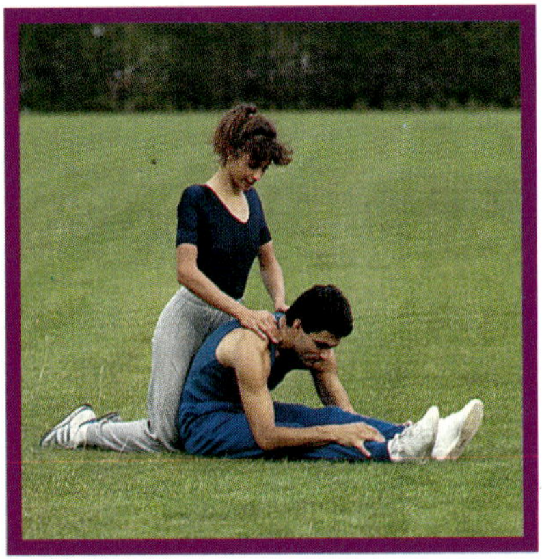

*Exercice 86 – Flexion du tronc en avant, en position assise, jambes tendues.*

**Exercice de base n° 87**
Un partenaire debout, sur les mains au sol, une jambe soulevée en arrière, la jambe d'appui tendue. L'autre attrape la jambe levée au niveau du mollet, la pose sur son épaule et augmente donc l'écart. Il assure avec le pied la stabilité de la jambe d'appui du partenaire en équilibre, de manière à ce que celui-ci ne glisse pas vers l'arrière.

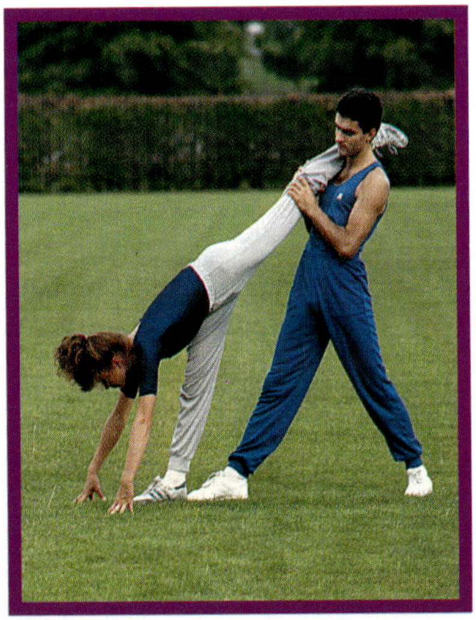

*Exercice 87 – Ecart de la jambe tendue.*

**Exercice de base n° 88**
Les deux partenaires sont face à face. L'un des deux lance une jambe tendue en avant et l'appuie sur la hanche de l'autre qui tient, en outre, la cheville entre ses mains. L'aide, qui se trouve en large fente avant, déplace lentement le poids du corps vers l'arrière et augmente ainsi l'écart des jambes de son partenaire. Celui-ci garde les jambes tendues et pose les mains décontractées sur sa cuisse.

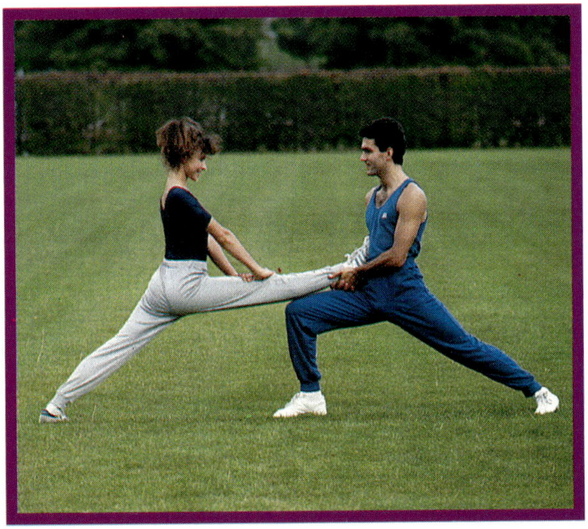

*Exercice 88 – Traction progressive sur l'écart, jambes tendues.*

Cet exercice demande un peu d'entraînement. Une fois que la confiance dans le partenaire est établie, c'est un excellent entraînement à l'extension des muscles de la jambe, car l'augmentation de l'écart peut être adaptée progressivement.

# PROGRAMMES
# SPÉCIFIQUES

Pour démontrer la variété d'applications du stretching, nous présentons dans la section suivante quatre programmes spécifiques d'exercices, mettant l'accent sur différents groupes musculaires.

Le programme pour débutants comporte quinze exercices qui mettent en jeu toutes les parties du corps et constituent un entraînement complet à la pratique du stretching. C'est un début que l'on peut allonger en ajoutant des variantes. Chacun saura vite découvrir ses points forts et ses faiblesses, choisir les exercices qui lui font le plus de bien.

Chacun des deux programmes suivants compte également quinze exercices susceptibles de compenser les inconvénients qu'impliquent au niveau de la nuque et du dos de longues heures de station assise.

Les douleurs de la nuque et du dos proviennent souvent de contractures musculaires. Les exercices que nous avons choisis mettent donc l'accent sur l'extension des muscles de la ceinture scapulaire où se loge en général la douleur en cas de contracture. Par ailleurs, nous conseillons des exercices d'extension et de torsion de la colonne vertébrale. En cas de véritables atteintes de la colonne vertébrale, il faut toutefois recourir à l'avis d'un médecin. Pour ce programme comme pour le suivant, il convient de respecter l'ordre des éléments de manière à équilibrer les charges.

Les longues heures de station assise présentent des inconvénients qui se manifestent rapidement : la paroi abdominale s'affaisse, les mouvements de la cage thoracique sont entravés, si en outre le sujet croise les jambes, le bassin est de travers et bascule vers l'arrière. Tout cela a pour conséquence une respiration étriquée, des douleurs dans le dos, des troubles digestifs ou bien, plus simplement, une terrible impression de « lourdeur ». Les exercices de stretching devront donc être choisis en fonction des objectifs suivants :

- extension de la musculature abdominale et « ouverture » de la cage thoracique,
- extension de toute la musculature et en particulier des muscles de toute la partie antérieure du corps.

Le dernier programme, d'un degré de difficultés plus élevé, réunit dix-sept exercices parmi les plus complexes et constitue en quelque sorte un aboutissement. Il est destiné à ceux qui possèdent déjà une certaine maîtrise de leur corps et prennent particulièrement plaisir à la performance en matière d'exercice physique. Mais la prudence est de rigueur, même pour les sportifs expérimentés, car ces exercices demandent un bon échauffement et un long entraînement.

Il est certain que tout le monde ne sera pas capable de les exécuter à la perfection, mais, dans leur forme accomplie, ils représentent indiscutablement l'esthétique la plus naturelle du stretching.

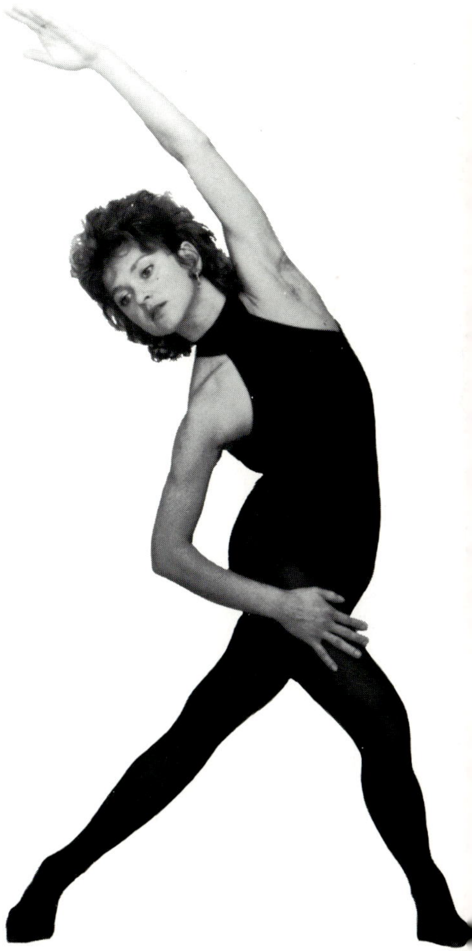

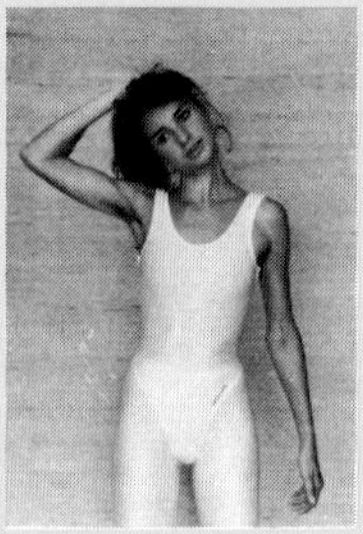
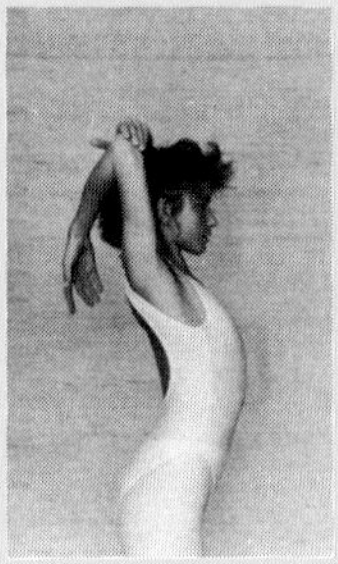
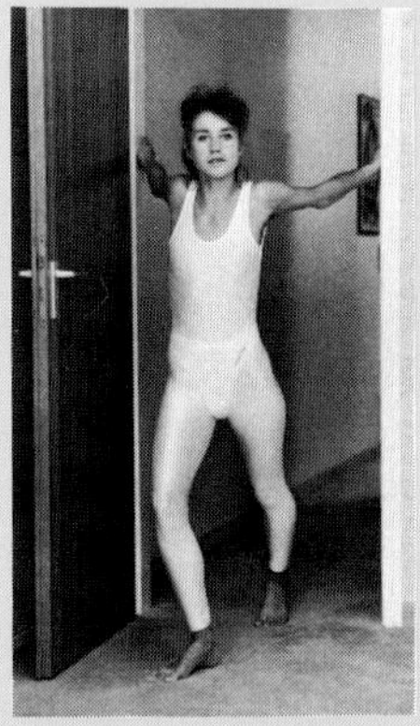
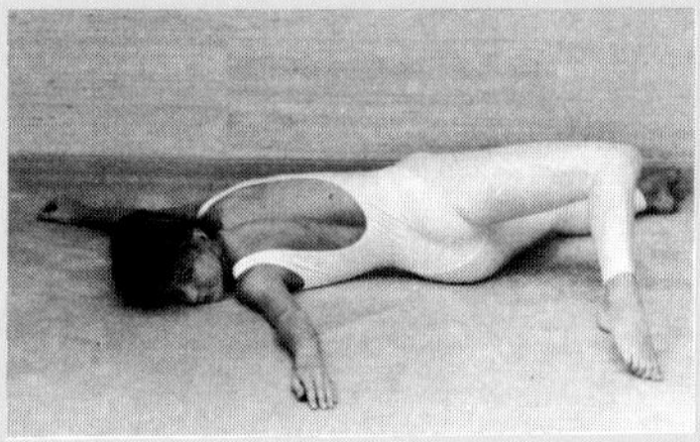
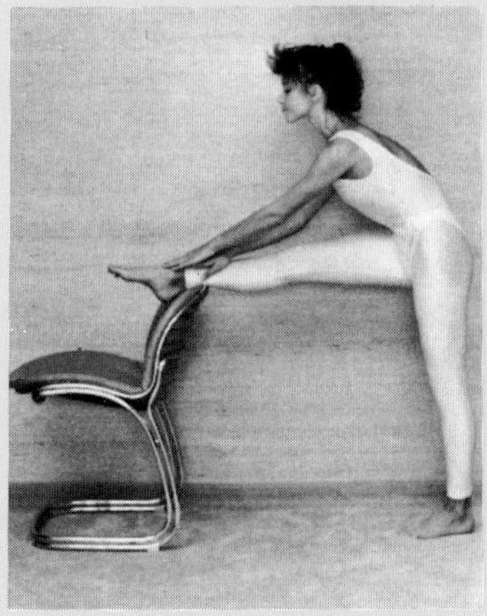
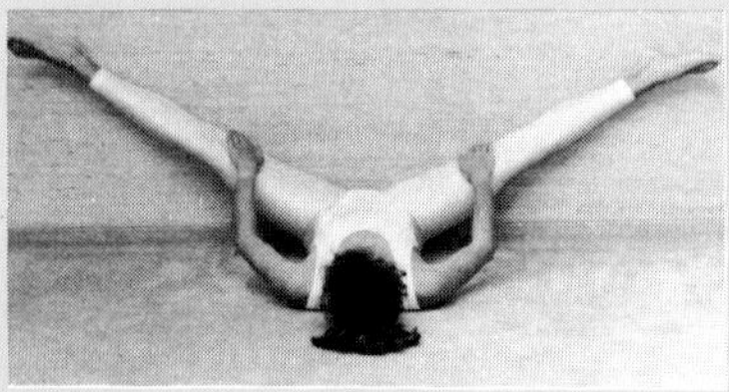
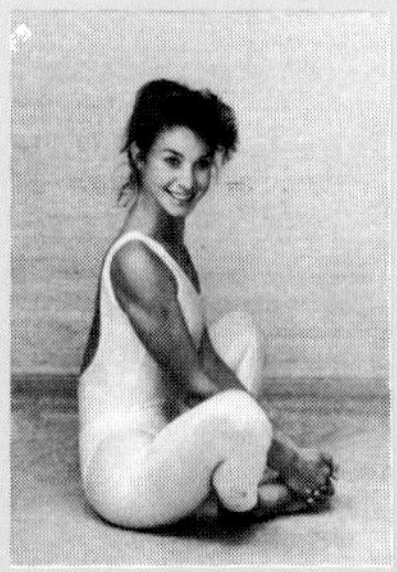
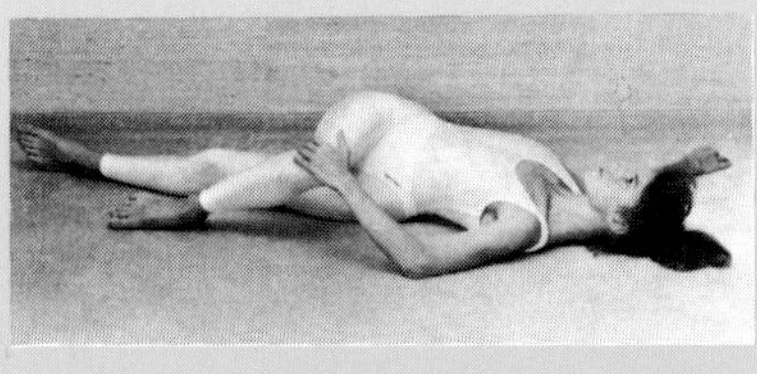

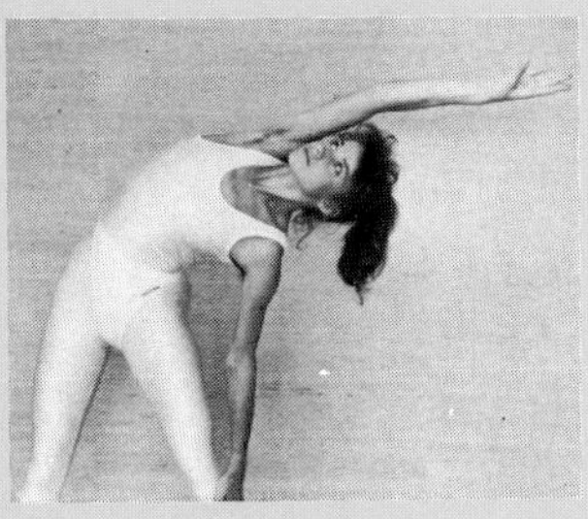

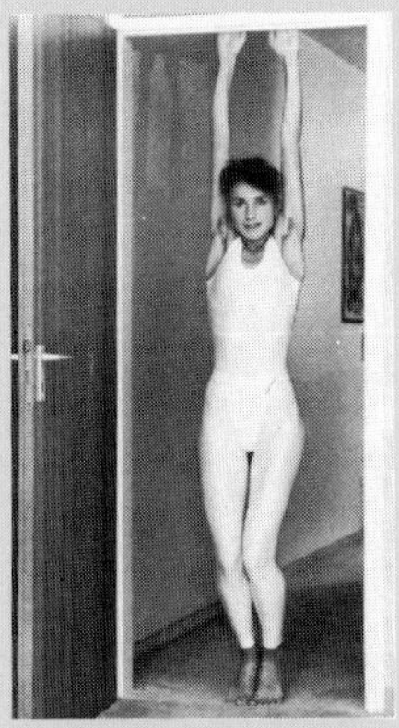

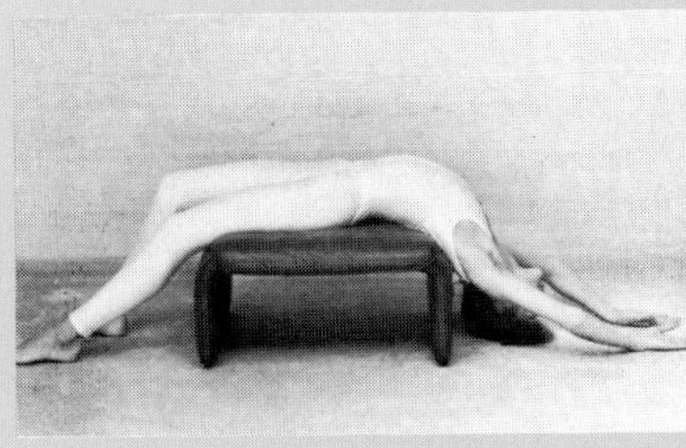

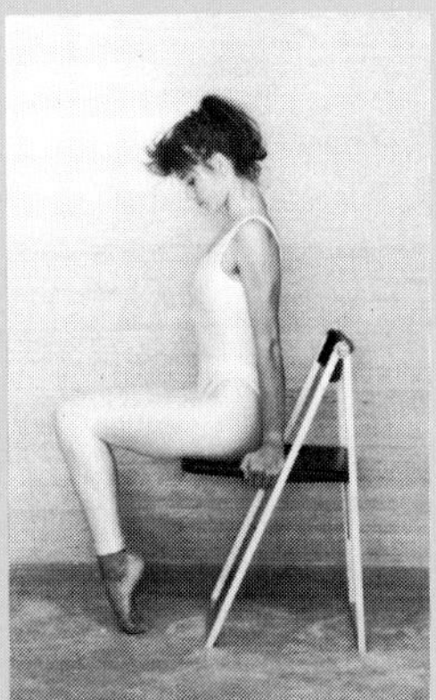

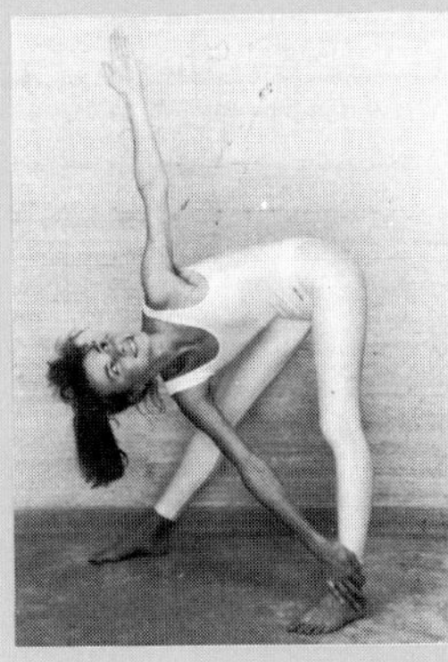

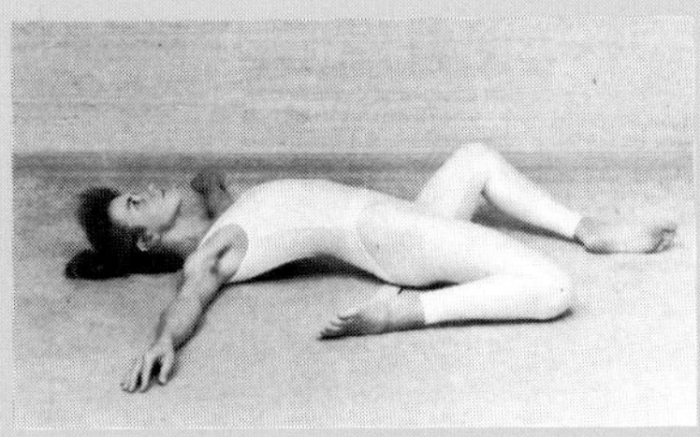

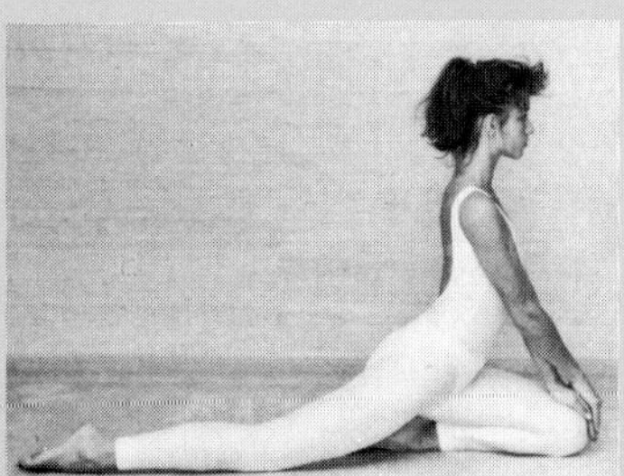

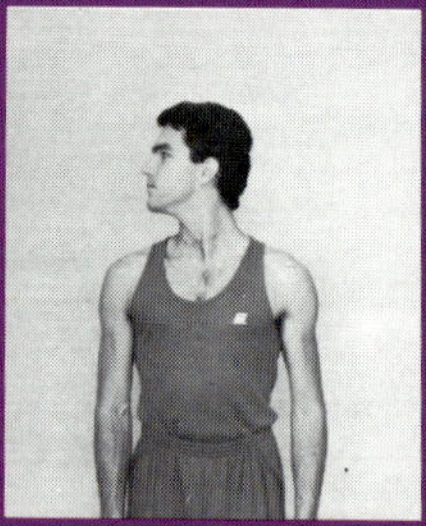
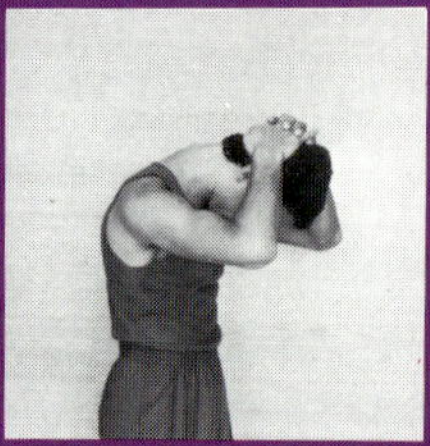
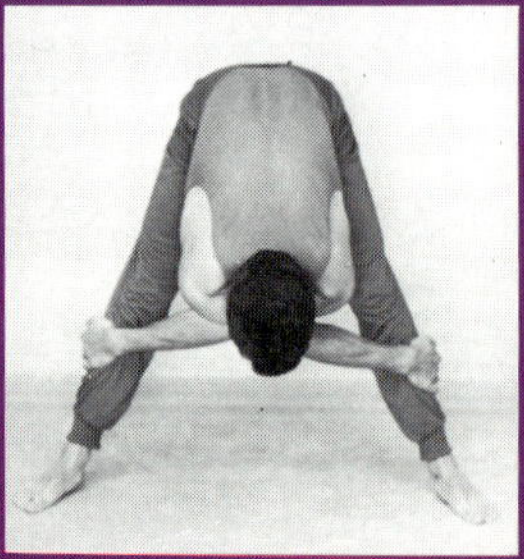
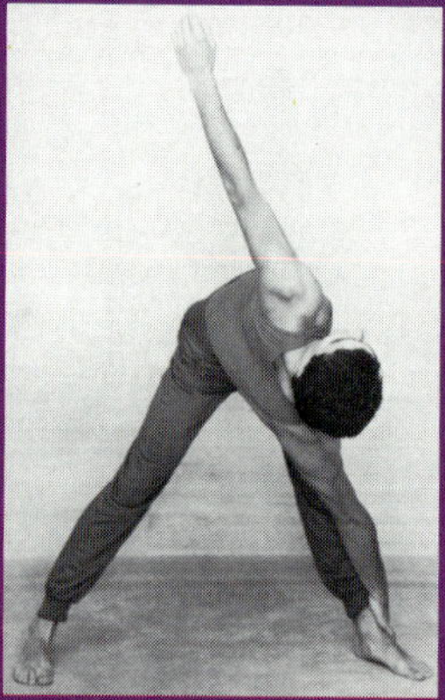
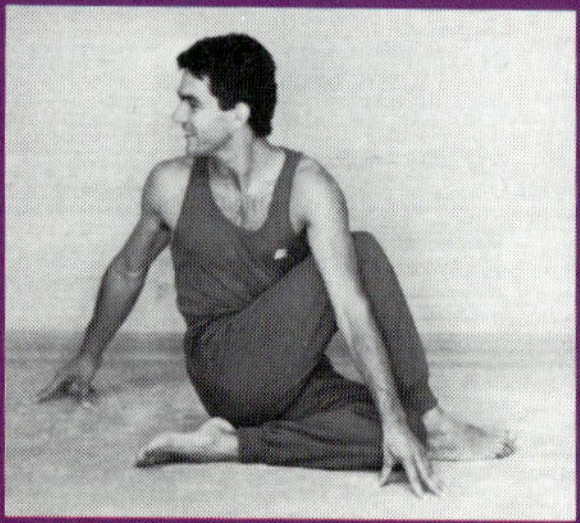
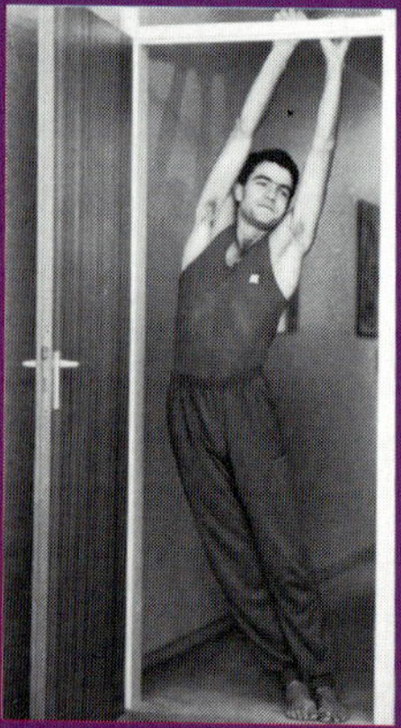
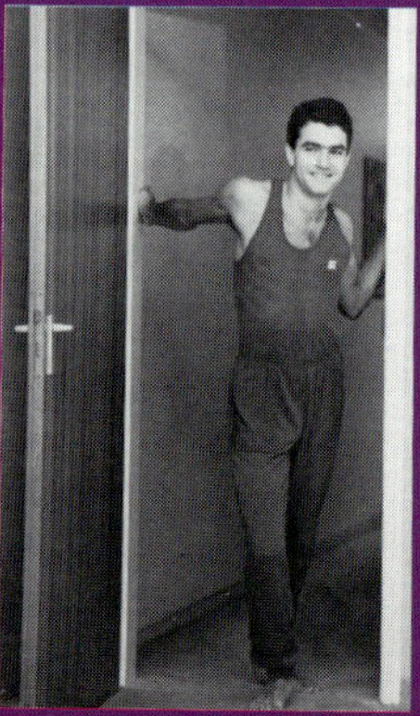
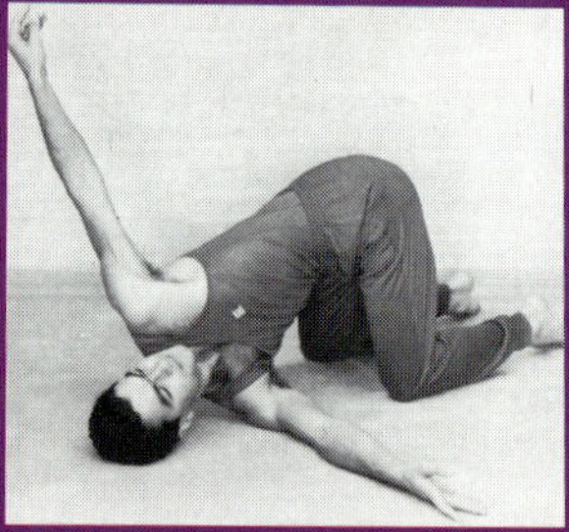

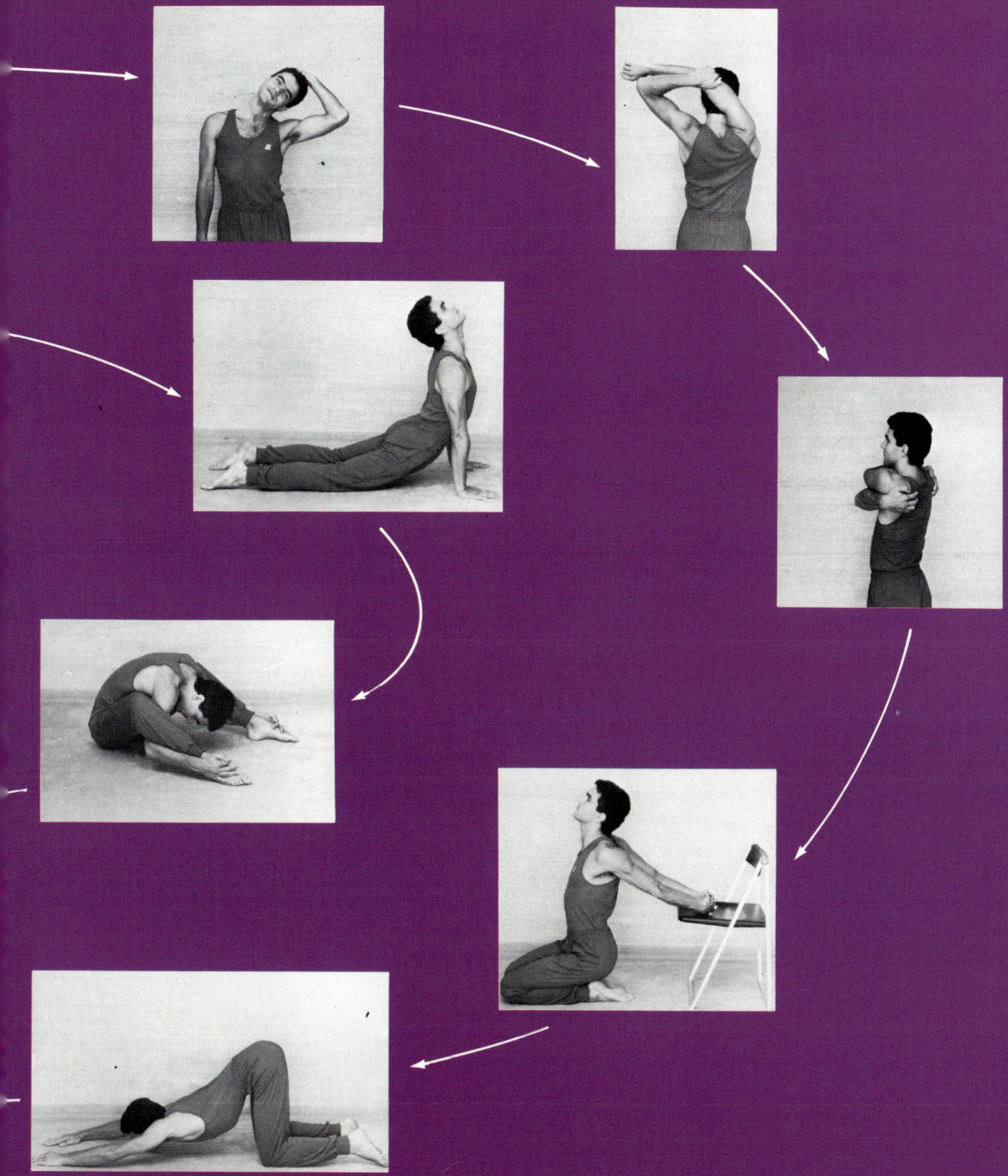

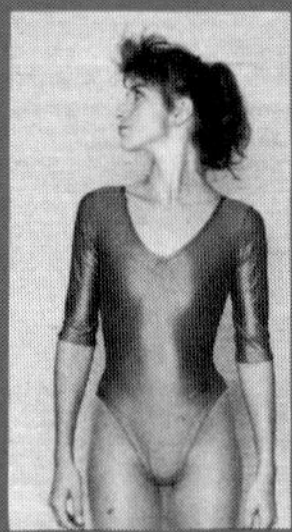
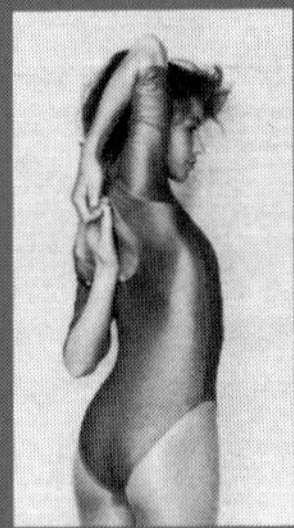
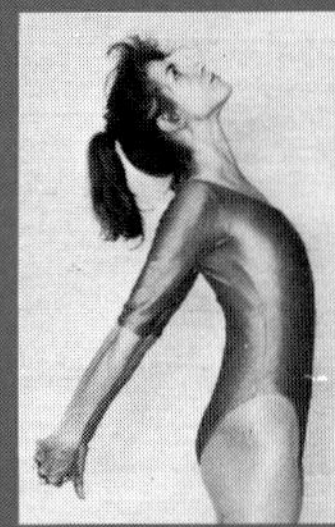
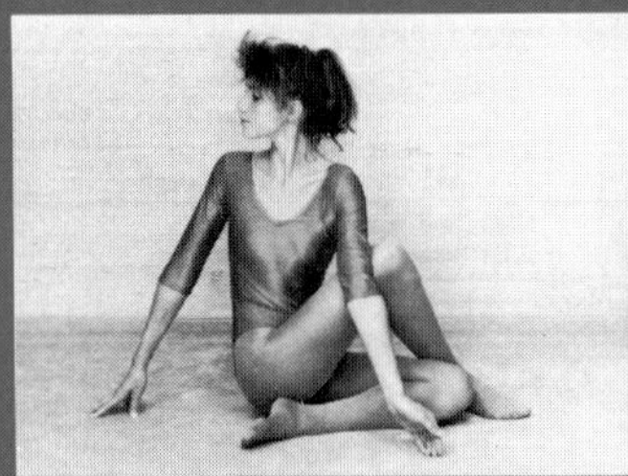
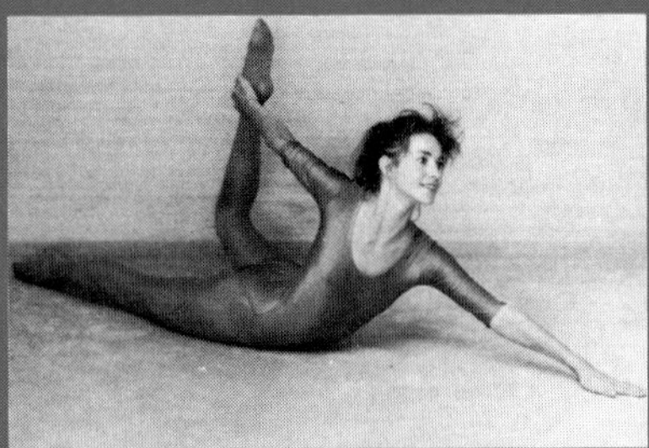
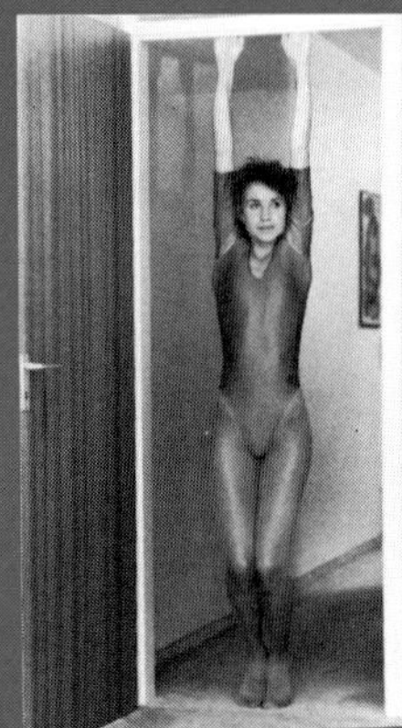
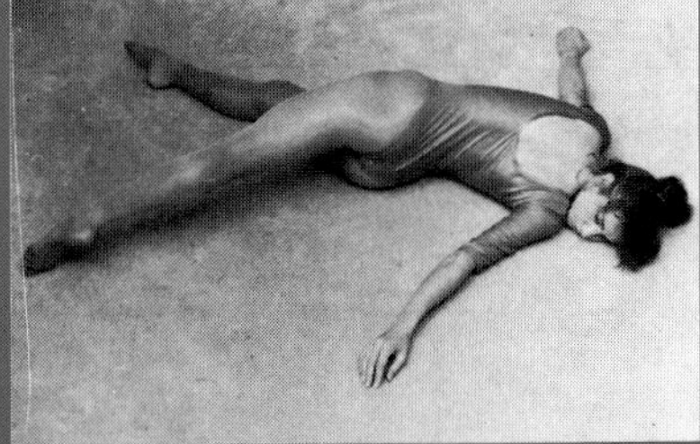
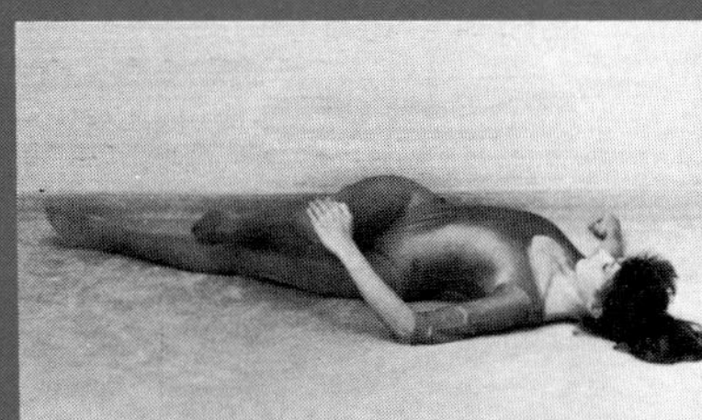

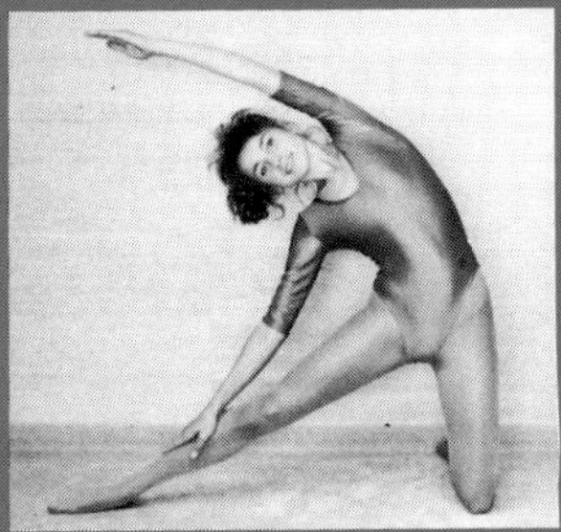

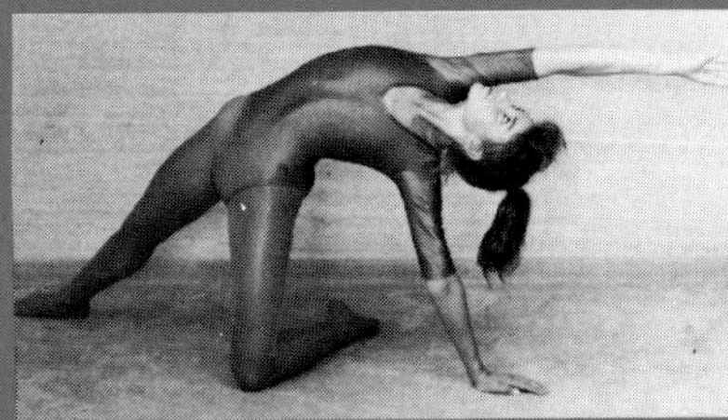

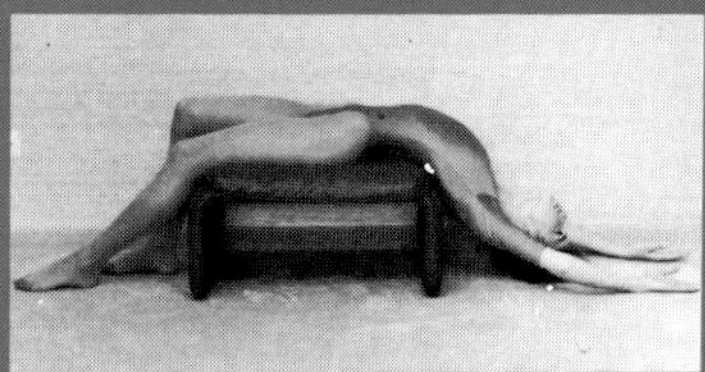

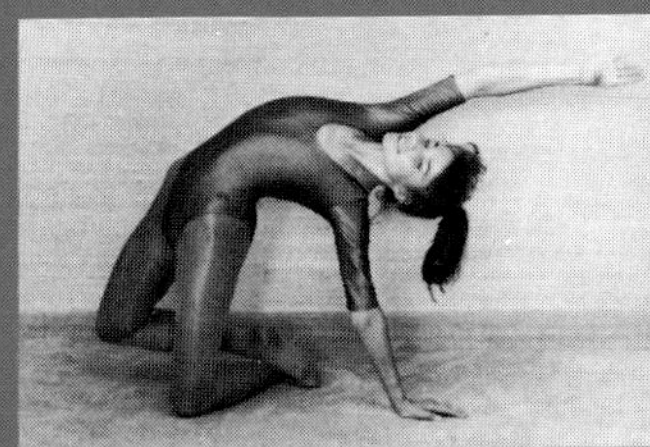

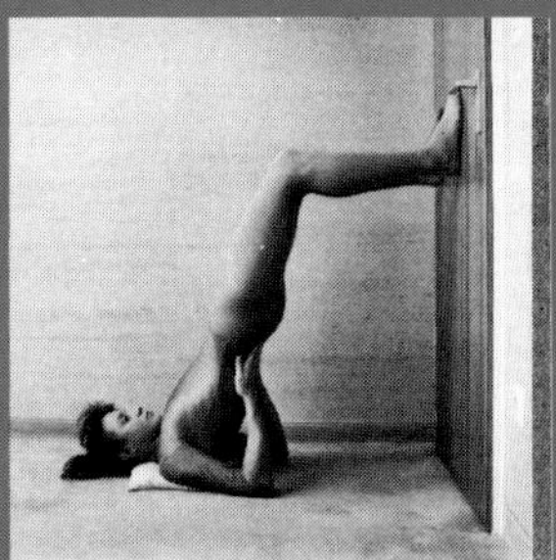

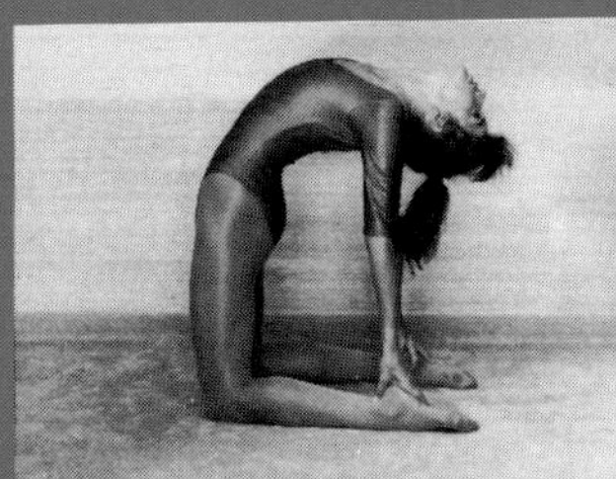

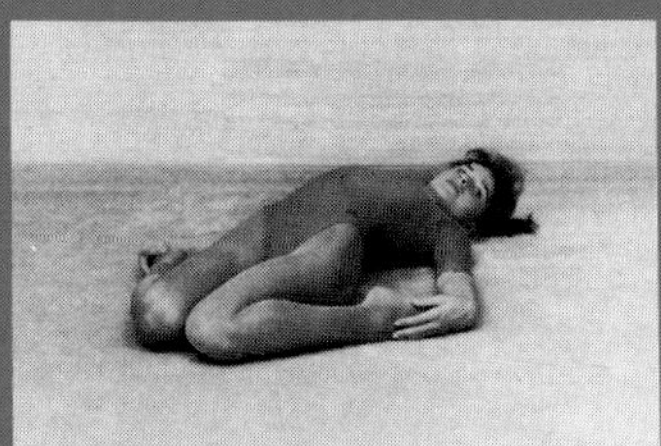

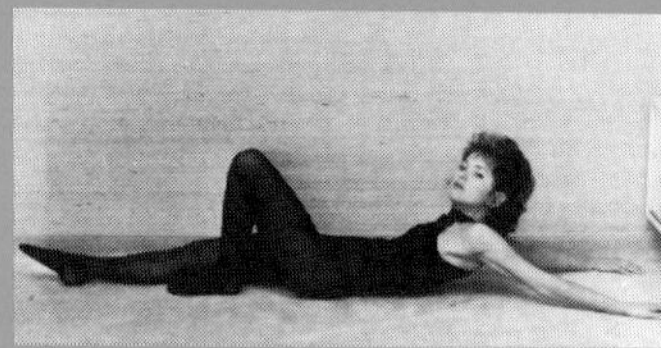
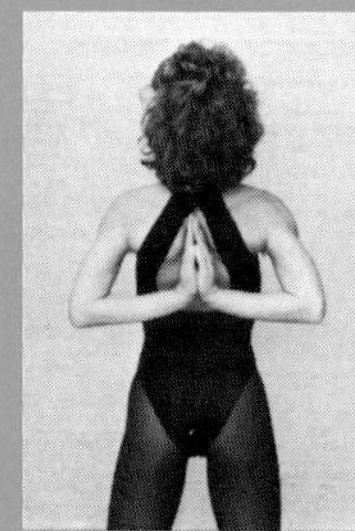
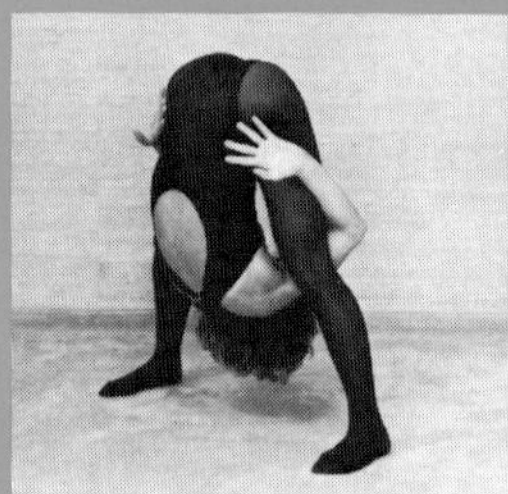
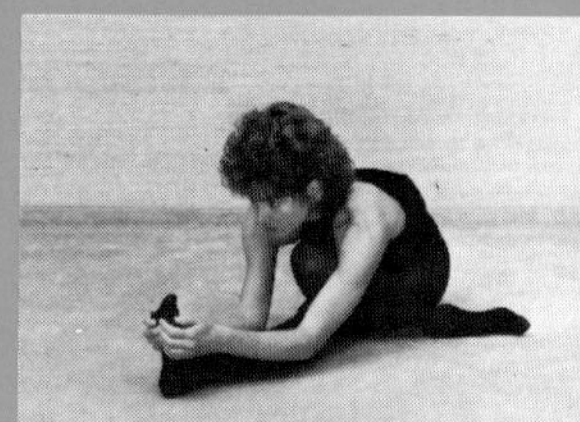
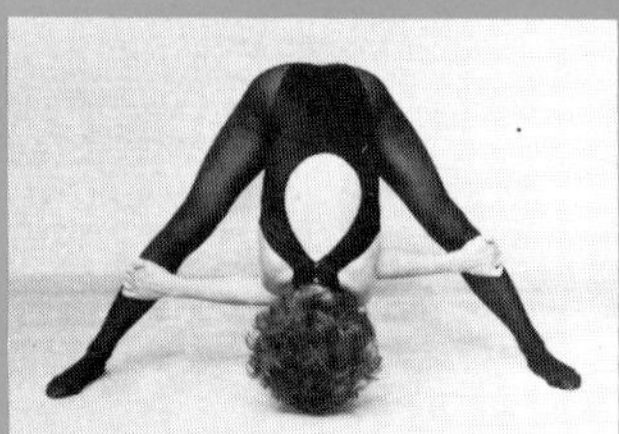
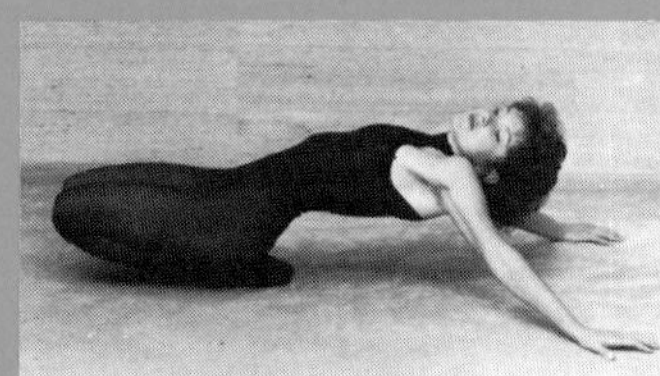
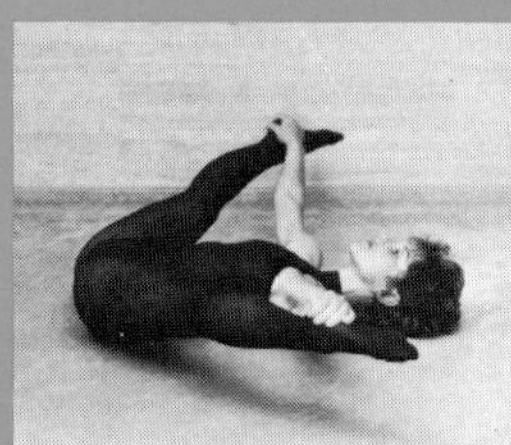
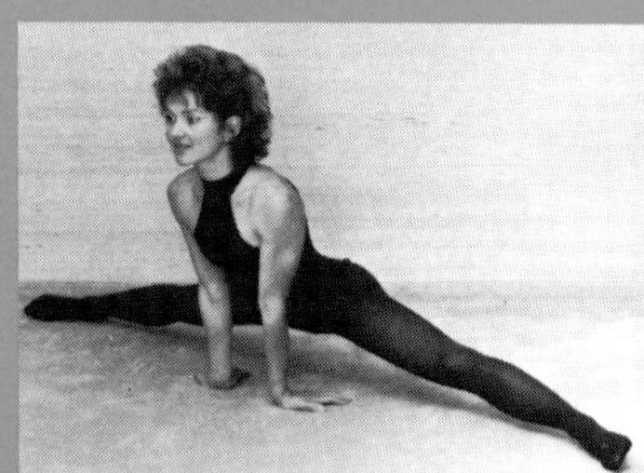

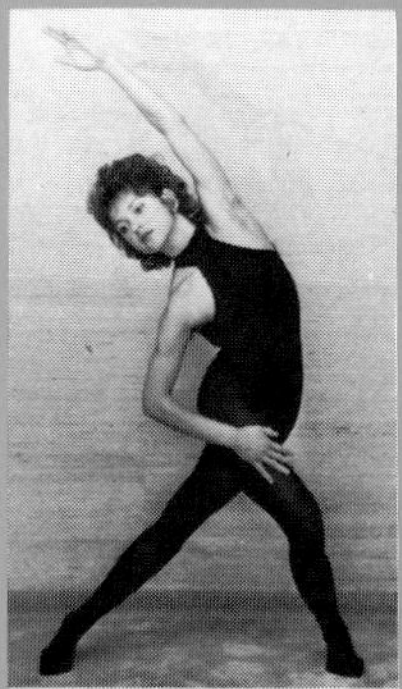
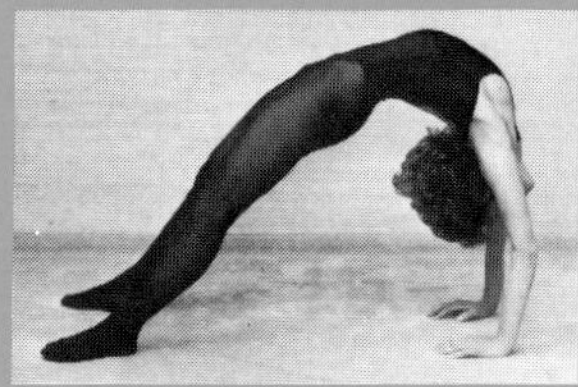
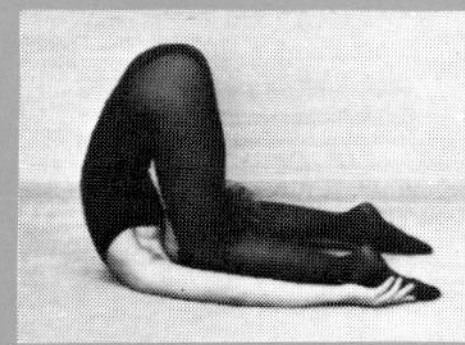
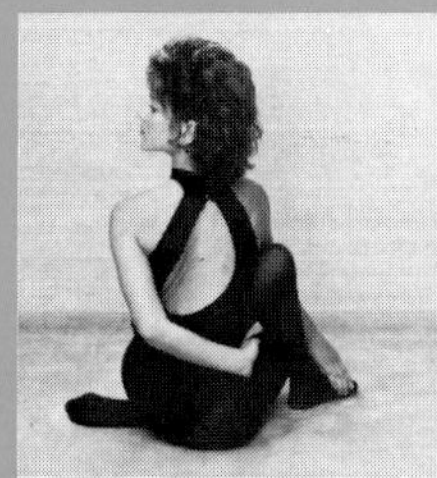
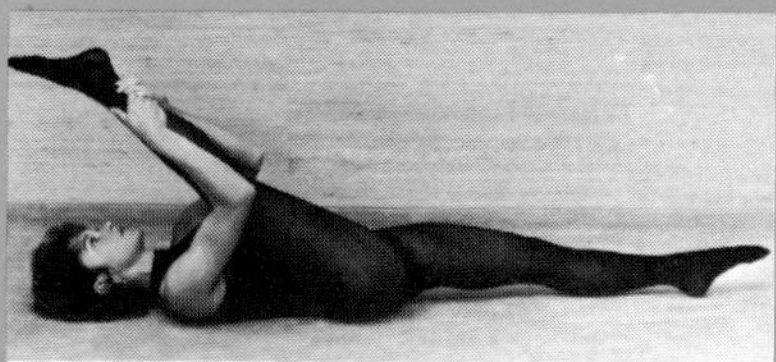
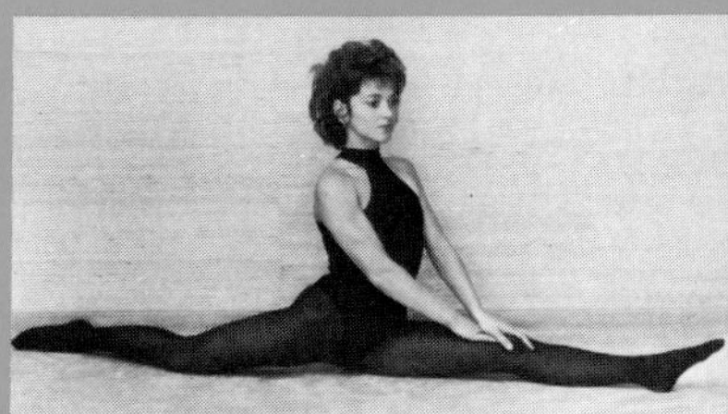
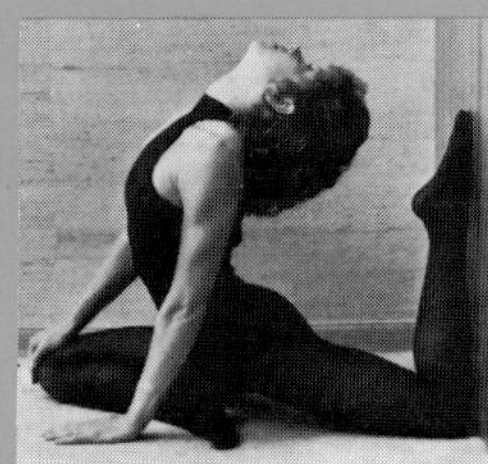
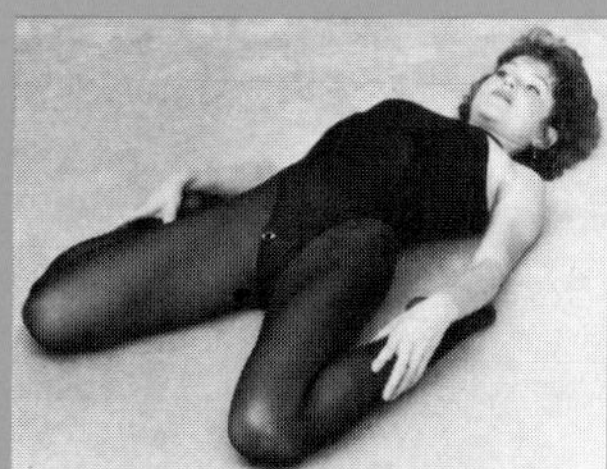
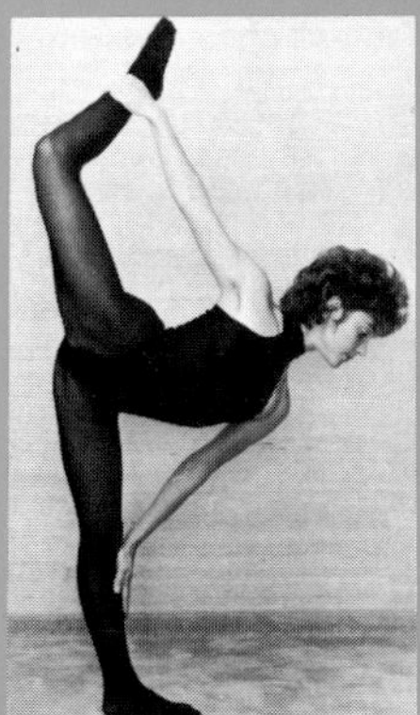

**CHEZ LE MÊME ÉDITEUR**

**Collection Sport + Enseignement** sous la Direction de R. Thomas

1. J.W. Perrot — *Anatomie à l'usage des étudiants, des professeurs d'éducation physique et des auxiliaires médicaux (Épuisé)*
2. H. T. Whiting — *Psychologie sportive (Épuisé)*
3. Dessons/Drut/Dubois/Hebrard/Hubiche/Lacour/Maigrot/Monneret — *Les courses*
4. Fleuridas/Fourreau/Hermant/Monneret — *Les lancers (Épuisé)*
5. Houvion/Prost/Raffin-Peyloz — *Les sauts*
6. J. Baril — *La danse moderne (Épuisé)*
7. B. Knapp — *Sport et motricité (Épuisé)*
8. A. Bodo Schmid — *Gymnastique rythmique sportive*
9. Geoffroy H. G. Dyson — *Mécanique en athléthisme (Épuisé)*
10. P. Karpovich/W. Sinning — *Physiologie de l'activité musculaire (Épuisé)*
11. Genety/E. Brunet-Guedj — *Traumatologie du sport en pratique médicale courante*
12. E. Thill/R. Thomas/J. Caja — *Manuel de l'éducateur sportif (Préparation au brevet d'état)*
13. A. Methiaz — *Le ski de fond (Épuisé)*
14. E. L. Fox/D. K. Mathews — *Interval training*
15. B. Jeu — *Le sport, l'émotion, l'espace*
16. E. Battista/J. Vivès — *Exercices de gymnastique (Souplesse et force)*
17. A. Noret/J. Bailly — *Le cyclisme (Épuisé)*
18. H. Käsler — *Le handball*
19. H. Hopman — *Le tennis - Comment gagner (Épuisé)*
20. P. Vial/D. Roche/C. Fradet — *Le judo*
21. K. Dietrich — *Le football*
22. G. Dürrwachter — *Le volley-ball*
23. G. Bosc/B. Grosgeorges — *L'entraîneur de basket-ball*
24. C. et R. Piard — *La gymnastique sportive féminine (Épuisé)*
25. C. Bayer — *L'enseignement des jeux sportifs collectifs*
26. G. Bonnefond — *L'aïkido (Épuisé)*
27. G. Lambert — *L'altérophilie*
28. G. Lambert — *La musculation*
29. G. Goriot — *Les fondamentaux de l'athlétisme (Épuisé)*
30. Ph. Néaumet — *Les institutions éducatives et sportives en France*
31. Ph. Karl — *Équitation (la gymnastique du cheval)*
32. G. Missoum — *Psycho-pédagogie des activités du corps*
33. L. P. Matveiv — *La base de l'entraînement (Épuisé)*
34. J. G. Hay — *Biomécanique des techniques sportives (Épuisé)*
35. A. Kaneko — *Gymnastique olympique*
36. M. Bourgeois — *Gymnastique sportive — De l'école au club*
37. M. Peix-Arguel — *Danse et enseignement. Quel corps ?*
38. N. Angelescu — *Le tennis de table (Épuisé)*
39. J. Riordan — *Sport soviétique*
40. R. Thomas et coll. — *Annales du brevet d'État d'éducateur sportif*
41. P. Chazaud — *Sports, accidents et sécurité*
42. G. Lewin — *Natation — Manuel de l'entraîneur (Épuisé)*

43. K. Busch — *Le football à l'école*
44. K. Koch — *Gymnastique à l'école primaire*
45. D. Kruber — *L'athlétisme en salle (Épuisé)*
46. A. Noret — *Le dopage*
47. E. Batty — *Football (Entraînement à l'européenne) (Épuisé)*
48. D. L. Costill — *La course de fond. Approche scientifique*
49. C. Pociello — *Sports et société*
50. J.-C. Silvestre — *La course d'orientation moderne*
51. J. Robinson — *Éléments du langage chorégraphique*
52. B. Ogilvie/T. Tutko — *Les athlètes à problèmes (Relation entraîneur-entraîné)*
53. G. Goriot — *La pédagogie du débutant en athlétisme*
54. N. Dechavanne/B. Paris — *Éducation physique de l'adulte*
55. Ph. Néaumet — *Annales et historique du CAPES*
56. B. Maccario — *Théorie et pratique de l'évaluation dans la pédagogie*
57. R. Hervet/L. Y. Bohain — *La marche (de la randonnée à la compétition) (Épuisé)*
58. J. Genety/E. Brunet-Guedj — *Le genou du sportif en pratique courante*
59. C. Piard — *Fondements de la gymnastique (Technologie et pédagogie)*
60. L. Fernandez — *Sophrologie et compétition sportive*
61. C. A. Oglesby — *Le sport et la femme. Du mythe à la réalité*
62. P. Chazaud — *Le sport et sa gestion. Guide pratique des associations*
63. C. Bayer — *Handball. La formation du joueur*
64. P. Oset — *Arts martiaux à mains nues. Applications combat et autodéfense*
65. J. Weineck — *Manuel d'entraînement*
66. L.P. Matveiev — *Aspects fondamentaux de l'entraînement (Épuisé)*
67. L. P. Bonnet — *Vers une pédagogie de l'acte moteur. Réflexions critiques sur les pédagogies sportives*
68. R. B. Alderman — *Manuel de psychologie du sport*
69. R. Schönborn — *Pratique du tennis*
70. J.-M. Cau — *Ski nautique (de l'apprentissage à la compétition)*
71. R. Thomas (sous la direction de) — *La relation au sein des A.P.S.*
72. J.-J. Barreau/J.-J. Morne — *Sport, expérience corporelle et science de l'homme*
73. J. Mariot/F. Rongeot — *Handball comportemental*
74. B. Koz/Z. Teply/R. Volràb — *Gymnastique : 1 200 exercices*
75. W. Hort/R. Flöthner — *Les bases scientifiques de la musculation et de la traumatologie musculaire*
76. B. Ceas/F. Leefsma/J. Quiller/U. Uglione — *Aérobic et Stretching (Épuisé)*
77. B. During — *Des jeux aux sports (repères et documents en histoire des activités physiques)*
78. L. Y. Bohain — *Initiation à la course du 100 mètres au 10 kilomètres)*
79. D. Revenu — *Initiation à l'escrime (une démarche pour l'école)*
80. J.P. Malamas — *Apprendre la plongée : un jeu d'enfant*
81. M.L. Palmer — *Science de l'enseignement de la natation*
82. P. Simonet — *L'apprentissage moteur*
83. C.L.R.A.S. — *De la vraie nature du sport*
84. K. Muret/W. Bucher — *1 000 exercices et jeux d'athlétisme*
85. N. Dechavanne — *Éducation physique et sports collectifs*
86. J. E. Counsilman — *La natation de compétition*
87. W. Bucher/C. Messmer/F. Salzmann — *1 000 exercices et jeux de natation*
88. P. Chazaud — *Brevet d'État d'éducateur sportif 1ᵉ et 2ᵉ degré : 1. Sciences humaines*
89. A. Hotz — *Apprentissage psychomoteur*

90. J. Leguet — *Actions motrices en gymnastique sportive*
91. F. David — *Patinage artistique à roulettes*
92. P. Vayer Ch. Roncin — *Le corps et les communications humaines*
93. H. Lamour — *Traité thématique de pédagogie de l'E.P.S.*
94. G. François — *Brevet d'État d'éducateur sportif 1er et 2e degré : 2 Sciences juridiques*
95. B. Bruggmann — *1 000 exercices et jeux de football*
96. C. Rieul/J.C. Marchon — *Mini-tennis — Tennis — Maxi-tennis*
97. A. Mourey — *Tennis et pédagogie*
98. C. Got/J. C. Alazard — *Le sport sans risque*
99. J. Caja/M. Mouraret — *Guide de préparation au brevet d'État d'éducateur sportif 1er degré*
100. T. Starzynski — *Le triple saut*
101. E. Bachmann — *1 000 exercices et jeux de volley-ball*
102. D. Dottax — *Volley-ball (du smash au match)*
103. T. Pozzo/C. Studeny — *Théorie et pratique des sports acrobatiques*
104. M. Perès/B. Fleury — *La formation aux métiers sportifs de la montagne*
105. U. Spohel — *1 000 exercices et jeux de gymnastique aux agrès*
106. E. Hahn — *L'entraînement sportif des enfants*
107. A. Beaudou — *Pratique de canoë-kayak*
108. H. Fleury — *1 000 exercices et jeux de vacances*
109. P. Vary — *1 000 exercices et jeux de basket-ball*
110. J.-F. Mayer — *Le cyclisme (entraînement, route, piste, cross)*
111. G. Cometti/G. Petit/M. Pougheon — *B.E.E.S. 1er et 2e degré : 3 Sciences biologiques*
112. N. Dechavanne — *L'animateur des activités physiques pour tous*
113. J.L. Chesneau/G. Duret — *Fiches techniques de football*
114. D. Rivière — *Handball (conseils d'un entraîneur à ses joueurs)*
115. R. Kissling — *1 000 exercices et jeux de hand-ball*
116. L. Bontemps — *Danse sur glace*
117. R. Thomas/J.P. Eclache/J. Keller — *Les aptitudes motrices (structure et évaluation)*
118. P. Seners — *L'enseignement de l'athlétisme en milieu scolaire et son évaluation*
119. J.P. Peys — *Rugby total et entraînement*
120. W. Bucher — *1 000 exercices et jeux de tennis*
121. L. Guibbert — *1 000 exercices et jeux de musculation*
122. W. Bucher — *1 000 exercices et jeux par spécialités*
123. N. Boulgakova — *Sélection et préparation des jeunes nageurs*
124. J.-C. Marchal — *Jeux et exercices sportifs*

Photocomposé et imprimé par Jouve Paris
N° 11995 - Dépôt légal : Février 1990